にいいこと超大全

心靈整頓終極大全

1小時快速掌握
改善自律神經、徹底消除壓力的秘訣！

Tokio Knowledge 著

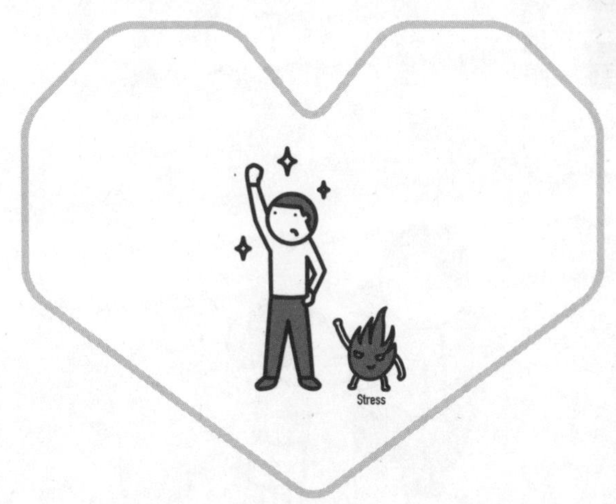

賴郁婷 譯

前言

「新型冠狀病毒」肆虐全球，造成全世界累計感染人數多達三三一七萬人以上，死亡人數更是攀上一百萬人（截至二〇二〇年九月底止）（按：二〇二二年七月底感染數五．七六億，死亡人數六百四十萬）。

這空前未有的疫情，徹底改變了人類的生活模式。

不管走到哪裡，人人都戴著口罩，不停地噴酒精消毒。別說是跟朋友和同事一起吃飯了，甚至連住在遠方的家人和親戚也不能見面。在疫情

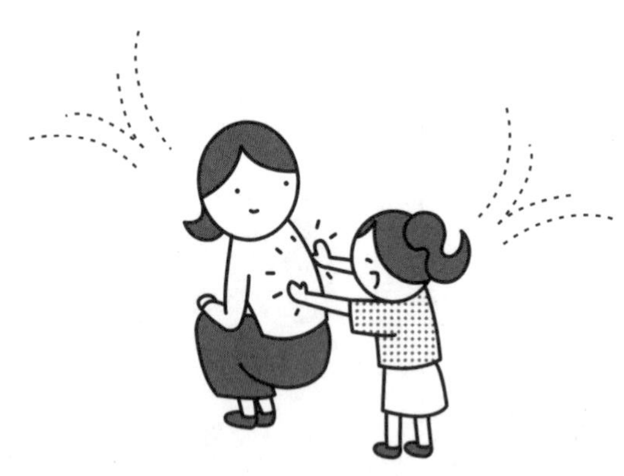

肆虐之前這些再稀鬆平常不過的事情，如今全都受到嚴格禁止。

根據災害應變專家的說法，任何未知病毒的蔓延，包括新型冠狀病毒在內，都會為人類的心理健康帶來三大影響。

一是感染風險及感染本身所引發的心理反應。包括害怕、擔心被感染；擔心感染後會被排擠；如果已經被感染，則會因為可能傳染給他人而感到自責等各種心理問題。

其次是環境變化所引發的問題。包括隔離和限制行動所帶來的壓力、經濟影響所衍生出來的憂鬱症和自殺人口的增加、家庭關係過度緊密所帶來的暴力與虐待問題的增加、停課所造成的學習落後及網路成癮的問題等。

第三種影響是情報所引發的問題。專家學者在電視上所說的話有時過於煽動，有時則相反地過於樂觀，這些都會造成一般民眾的混淆。甚至在網路和社群媒體上經常能看到對確診者的不實指控和個資曝光，或是物資短缺等不實謠言。

「新型冠狀病毒的擴散蔓延，對人類的生活和工作方式帶來巨大的影響。」聽到這番話，各位想到的也許只有「負面影響」。不過除此之外，實際上應該也有感受到一些「好的變化」才對，例如「開會變得更有效率」、「實現了遠距辦公等多元的工作方式」、「跟家人相處的時間變多了」等。

過去的常識和生活型態，如今正面臨極大的轉變。在這過程中，隨著目睹變化所帶來的好跟不好的一面，面對壓力的方式也會有所不同。

這本書並不是要告訴你什麼是壓力，而是要教你如何從不同層面找回心理健康。包括如何改善自律神經，怎麼面對人際關係，如何跟壓力共處、維護身心健康等。

在閱讀的過程中，如果發現自己疑似有這些症狀，可以試著找人聊聊，或是找個自己能夠接受的方法嘗試改變。這個舉動，也許就能拯救明天的你。

二〇二〇年十月吉日　　Tokio Knowledge

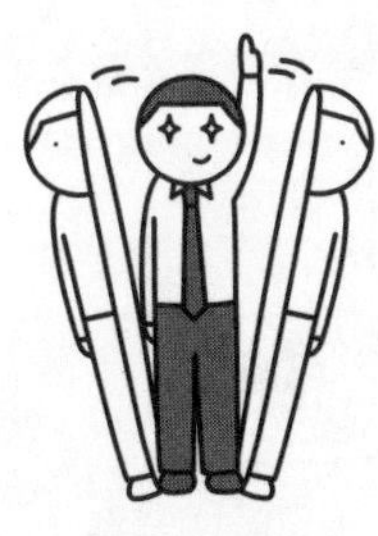

心靈整頓終極大全 CONTENTS

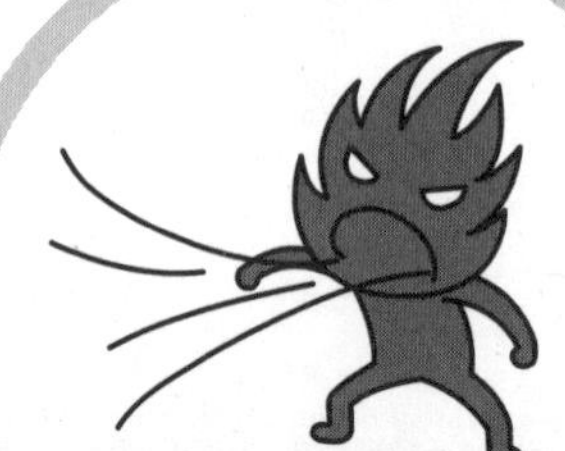

第2章 改善自律神經，提升免疫力！

不只對抗壓力，還能擊退疾病！

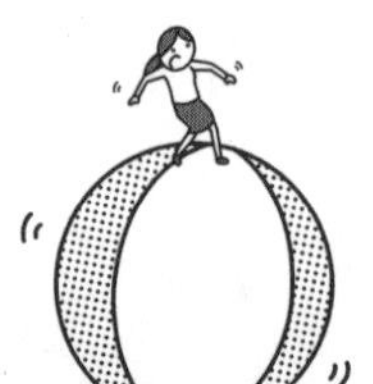

第3章

壓力來自工作?!

工作效率倍增！職場壓力的應對方法

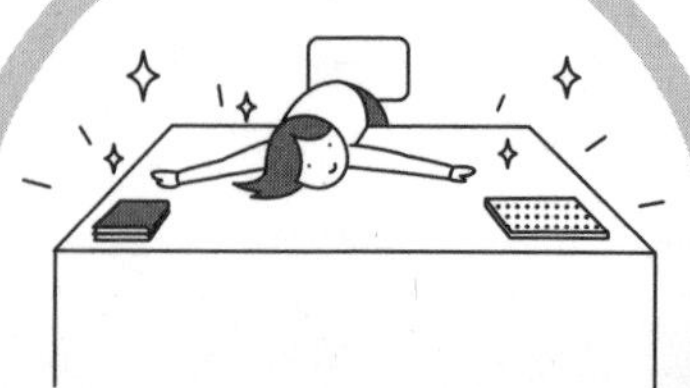

第 4 章 控制壓力的生活習慣

壓力來自於壞習慣！

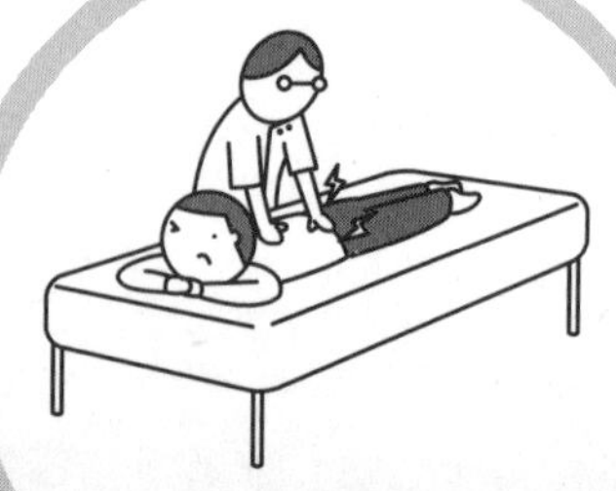

第 5 章

時間管理的成功關鍵！

消除當天壓力的睡眠術

201

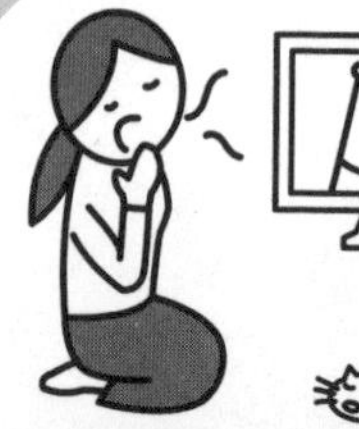

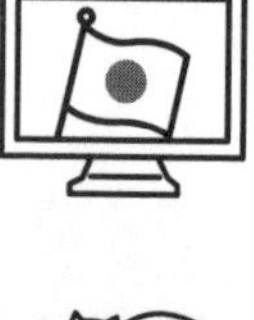

第6章 健康的身體靠飲食來打造！ 戰勝壓力！ 打造強韌心靈的飲食守則

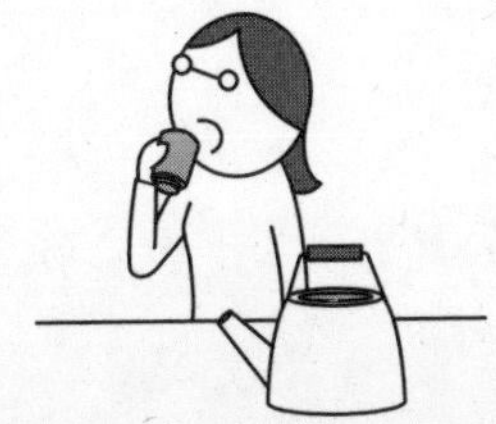

第7章 實踐正念練習！ 整頓心靈，擁抱沒有壓力的人生！

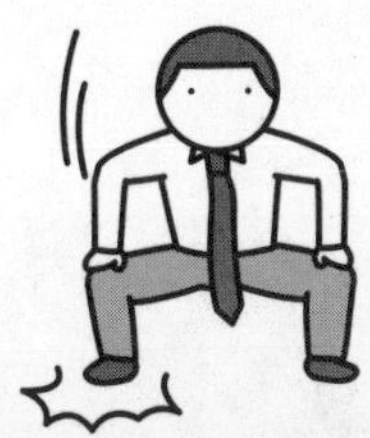

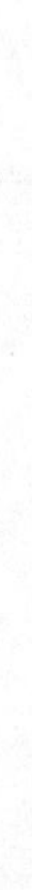

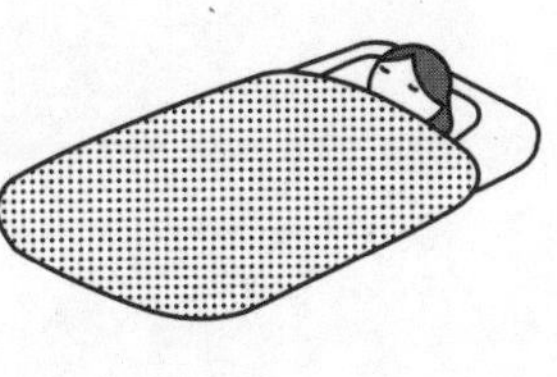

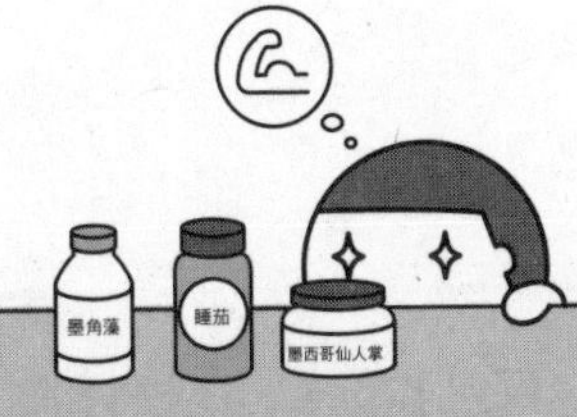

墨角藻
睡茄
墨西哥仙人掌

心理健康名言

煩惱不能擺著不管它，
也不是逃避它，
而是要想辦法解決。
這才是把煩惱當成「正面壓力」
促使自我成長的唯一辦法。

醫師，腦科學家

柿木隆介

第 1 章

明明是常見的問題，卻沒有一個明確的定義！

有害？　必要？！
壓力到底是什麼？

被問到「什麼是壓力？」，
很少人可以明確地說出答案。
就讓我們來揭開壓力的神秘真相吧！

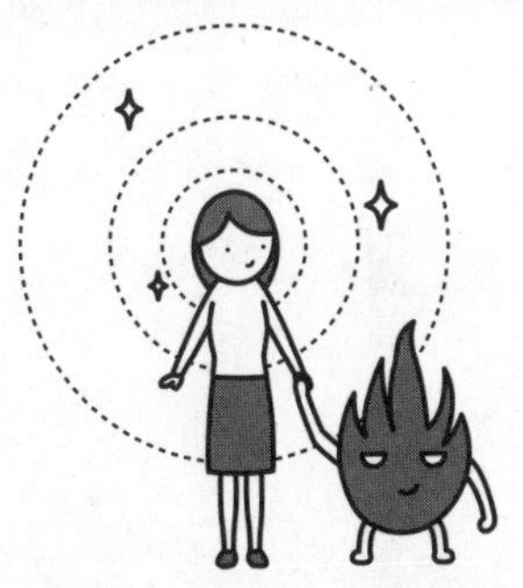

經常掛在嘴邊，卻意外地根本不瞭解它！「壓力」到底是什麼？

關鍵字　壓力

統整關於壓力的各項研究結果可以知道，壓力可分為以下三大類：

①壓力源（stressor）：外界加諸於心理的力量和刺激

②壓力（stress）：給心理帶來的影響

③壓力反應（stress reaction）：心理為恢復正常所採取的行動

最常聽到的說法是以橡皮球來比喻這三者的關係。假設把身心看作是橡皮球，壓在球上

面對無形的「壓力」該怎麼瞭解它呢？

我們在日常對話中經常會用到「壓力」這個詞，例如「受不了工作壓力」、「光是看到課長的臉，就覺得有壓力」等。可是，如果被問到壓力究竟是什麼？想必很多人都沒辦法說明清楚。壓力是看不見的，它只是一個構念，用來說明多數人的共同體驗。

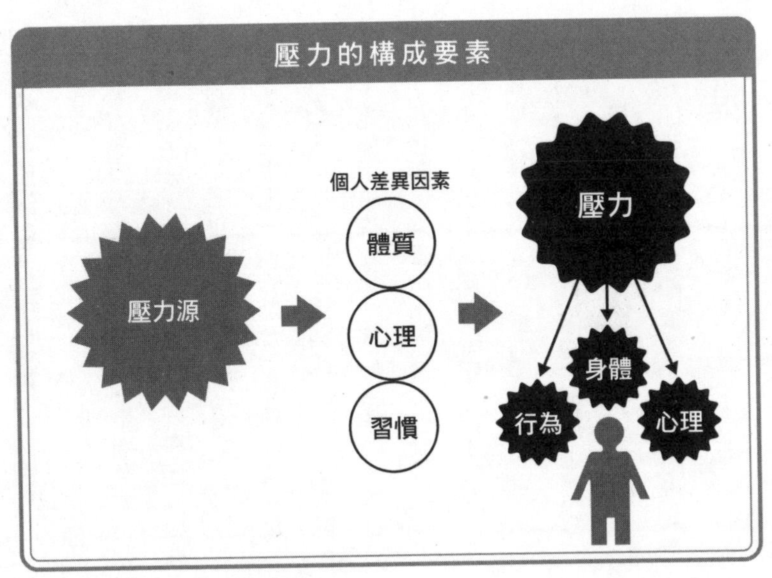

面的外力就是壓力源，球因為外力而凹陷，就是壓力的表現。球如果一直承受著外力會導致破裂，為避免這種情況發生，所以球本身會產生一股恢復的力量，這就是壓力反應。

即使壓力源相同，但是每個人感受不同，受到體質、心理、生活習慣的影響也非常大。

心靈健康小筆記

大家都知道 壓力「累積」的感覺

「壓力」這個用詞是在近二十年來才漸漸變得普遍。焦躁、沮喪、不安等，都是「壓力累積」所表現出來的狀態，這些可以說是每個人都曾經經歷過且熟悉的感覺。

壓力分為生理壓力和心理壓力

壓力的原因主要可以分為「生理壓力」和「心理壓力」。不論是哪一種，都是因為大腦感覺到壓力，進而影響到身體所造成。

「生理壓力」指的是會對身體造成直接負擔的事物。包括受傷和疾病在內，天氣太熱或太冷、光線太暗或太亮、食品添加物、酒精、香菸、花粉等，都屬於生理壓力。另外很多人都不會想到的是，通勤擠電車或是一大早上班，其實也算是這一類的壓力。

「心理壓力」指的是會給心理帶來刺激的壓力，這一類應該比較接近一般人對「壓力」的想像。例如血親或配偶等親人的離世或重傷、生病、被公司開除等，這些都會影響到心理。當這些生活事件（日常生活中發生的單一事件）發生之後，直到適應新環境為止，心理層面都會承受著壓力。

心理學家Holmes和Rahe針對這一類的生活事件做了詳細的研究，假設配偶死亡的壓力指數為100，以此為基準將其他生活事件的壓力數字化，並研究各自的心理負荷。其中離婚是73，被解雇是47。值得玩味的是，結婚、懷孕、創下優秀業績等事件，也都算是心理壓力。

即便是一般視為「好事」的事情，要適應還是要花上一段時間。這一點對於瞭解壓力來說非常重要。

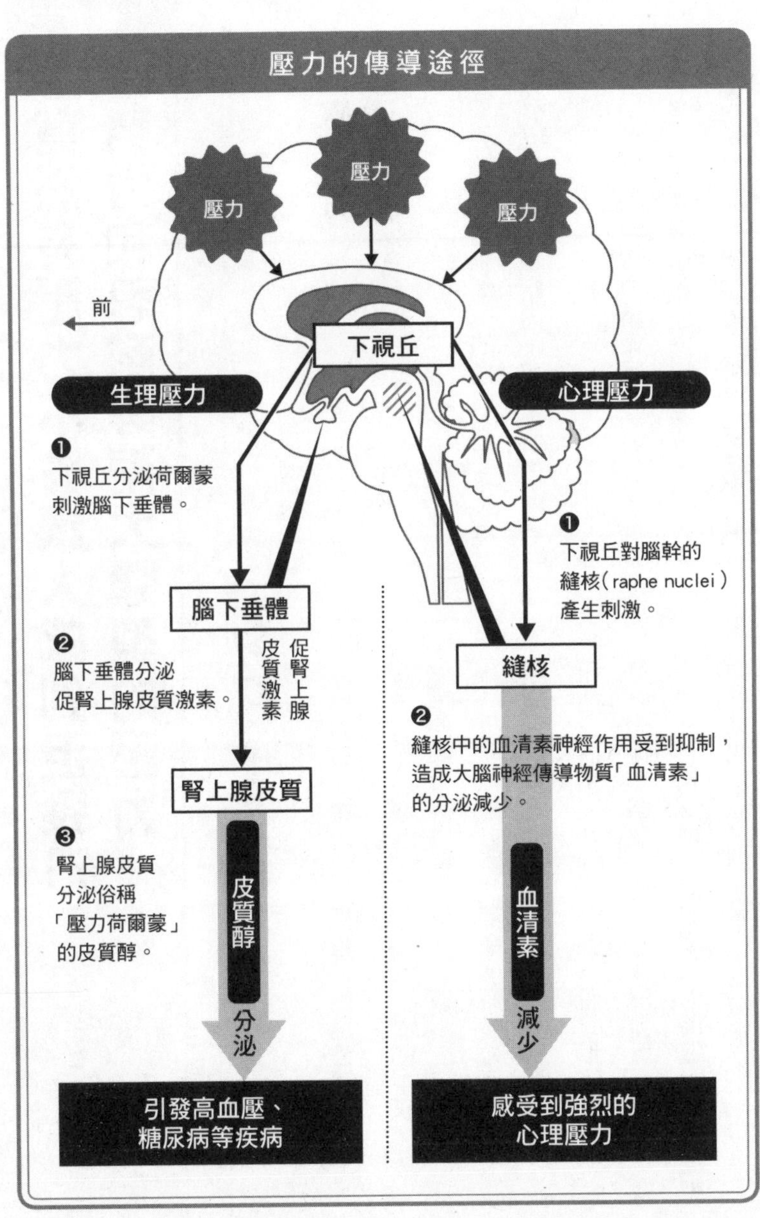
壓力的傳導途徑
壓力
壓力
壓力
前
下視丘
生理壓力
心理壓力
❶
下視丘分泌荷爾蒙
刺激腦下垂體。
❶
下視丘對腦幹的
縫核（raphe nuclei）
產生刺激。
腦下垂體
促腎上腺皮質激素
❷
腦下垂體分泌
促腎上腺皮質激素。
縫核
❷
縫核中的血清素神經作用受到抑制，
造成大腦神經傳導物質「血清素」
的分泌減少。
腎上腺皮質
❸
腎上腺皮質
分泌俗稱
「壓力荷爾蒙」
的皮質醇。
皮質醇
分泌
血清素
減少
引發高血壓、
糖尿病等疾病
感受到強烈的
心理壓力

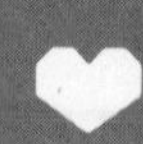

竟然有壓力不會讓人感到沮喪?!努力和忍耐等兩大類型的壓力

關鍵字　兩大類型的壓力

如何應對壓力決定了壓力的強度

從「如何面對壓力」的角度來思考，壓力還可以分為「努力型壓力」和「忍耐型壓力」兩大類。

努力型壓力指需要積極應對才有辦法擺脫的壓力。例如暑假作業或業績目標等。

另一方面，忍耐型壓力就必須採取逃避性的應對方法，一味地忍耐。像是公司裡資深又有權力、愛欺負人的女前輩，或是隔壁鄰居家傳來的噪音等，就是最好的例子。

這兩種壓力雖然都會引發壓力反應，不過努力型壓力只要積極應對，交感神經受到刺激而造成血壓上升等心血管方面的生理壓力反應就會變得更強烈，使得心理壓力反而比較不會那麼大。相反地，忍耐型壓力所造成的心理壓力就比較強烈，例如擔心、沮喪等。

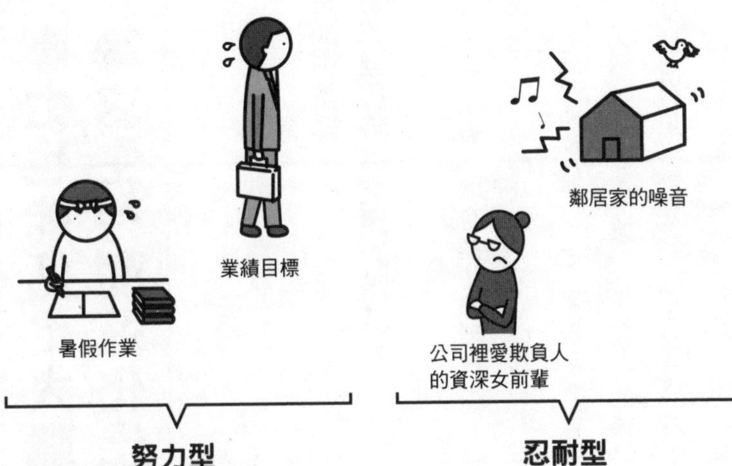

歸納以上說法，只要正面看待壓力，就比較不會引發心理壓力反應。但是如果推卸責任等採取逃避性的應對方式，壓力只會愈來愈大。

心靈健康小筆記

欲望、憤怒、癡迷 佛教所說的「三毒」 就是最常見的壓力

在流行於泰國等地的上座部佛教中，壓力指的是內心充滿「貪嗔癡」等三毒的狀態。貪就是欲望，嗔是憤怒，癡的癡迷。透過整理這些可以瞭解自己，也更容易面對壓力。

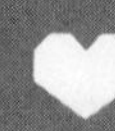

壓力也能活化大腦的各項功能?!
為求生存而進化出來的「壓力反應」

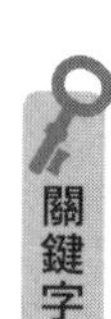

壓力反應

有時面對困難
有時加強和夥伴之間的團結力

壓力會引發人的身體和心理做出反應，以求恢復到原本的狀態。這就稱為「壓力反應」。生理學家坎農（Walter Bradford Cannon）在一九一五年提出了「戰鬥或逃跑」的概念。根據他的說法，動物在感覺到生命危險時，體內會分泌腎上腺素，刺激交感神經，使心跳加速，肌肉緊繃，以利快速行動。相反地，身體的消化功能在這個時候會降低或停止作用，使身體能量做更有效率的運用。像這樣身體做好戰鬥準備的狀態，就是壓力反應。所有的動物可以說因為擁有這項能力，才有辦法生存下來。

壓力反應從過去到現在花了很長一段時間進化，以適應人類的生活。當壓力反應出現時，大腦和身體的各項功能會變得更活躍。心

人類為求生存進化出「壓力反應」

遇到危險時，身體的各
項功能會開始動起來，
稱之為「壓力反應」。
交感神經
活躍
心跳
加速
肌肉
緊繃

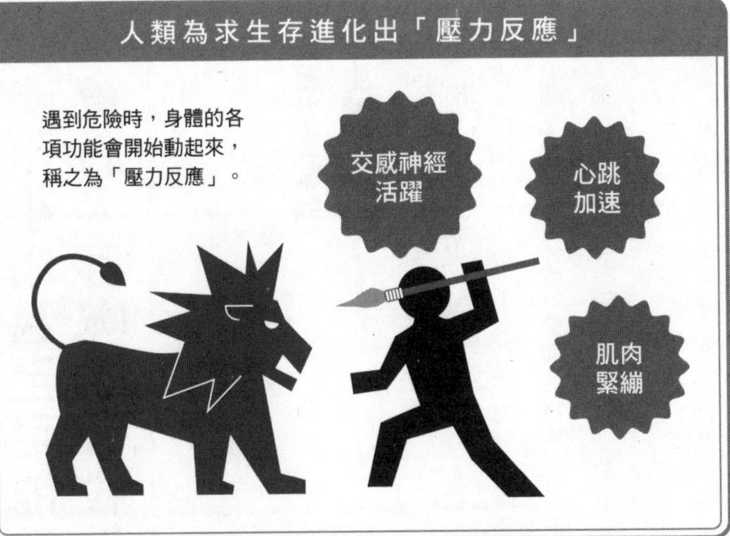

血管的變化和荷爾蒙分泌的比例則會隨著狀況改變，表現在身體上的變化也不一樣，所以才會出現心理上和社交上等不同的反應。換言之，不只是戰鬥和逃跑，也會引發從採取積極行動的經驗中獲得學習的「挑戰反應」，以及進一步為他人貢獻以強化關係的「貼心、關心反應」。

心靈健康小筆記

「挑戰反應」能讓人發揮最佳表現

感覺到壓力、但沒有危險性的狀態下，身體會做出「挑戰反應」。腎上腺素大量分泌，專注力提升，充滿自信，感覺不到任何恐懼。就像投入在自己正在做的事情等處於「心流」的狀態。

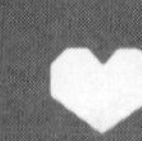

一不小心甚至可能致死！會將人吞噬的「殺手壓力」的真相？

關鍵字　殺手壓力

多重壓力會導致嚴重生理疾病

現代社會又被稱為「高壓社會」，不論男女老少，每個人多少都承受著壓力。不過各位知道嗎？有的壓力甚至會導致身體的嚴重疾病，最後死亡。它的名字就叫做「殺手壓力」。

雖然說是殺手壓力，不過並非指某個特定的因子，而是指多種單一來看並不嚴重，但是在多重累積之下會造成身體無法負荷，進而引發病危狀態的壓力的統稱。例如壓力會造成腎上腺皮質分泌壓力荷爾蒙，使心跳加速，在自律神經的作用下，血壓會上升，甚至血流不暢，引發血管破裂出血。這些如果發生在大動脈或大腦，一個不小心就可能導致死亡。

身體感覺到壓力時所分泌的物質之一，就是由腎上腺皮質分泌的腎上腺素。在正常的狀

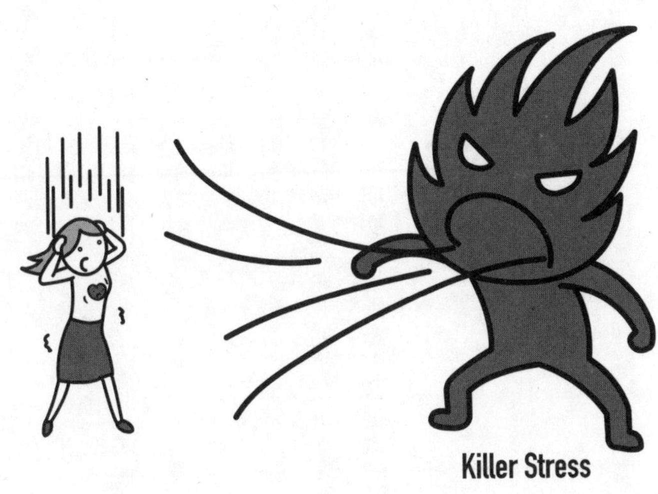

態下，腎上腺素會被大腦吸收。不過一旦超過一定的量，腎上腺素就會開始侵犯大腦的海馬迴。在老鼠實驗中發現，這會造成構成海馬迴的神經細胞突起減少。海馬迴是負責記憶和情緒的部位，我們現在都知道，憂鬱症患者的海馬迴體積比一般人要來得小。

主管要求的業績目標超出能力範圍，還要應對客戶的無理飆罵，抱著煩躁的心情擠電車，一身筋疲力盡回到家之後，還要繼續聽家人的抱怨。在這種狀況下，壓力荷爾蒙皮質醇很可能一直處於分泌的狀態。在這樣的多重壓力之下，倘若再遇到血親離世或不合理的貶職等重大生活事件，任何人都有可能會猝死。

壓力不見得都不好 還是要視程度而定

日本的前三大死因第一名是癌症（惡性腫瘤），第二名是心臟病（心血管疾病），第三名是腦中風（腦血管疾病）。這些死因全都被認為跟殺手壓力有關。在癌症當中，有幾種已經被證實跟壓力有因果關係。就連在日本人數特別多的自殺，很明顯地也跟壓力有很大的關係。

只不過，就如同上述所言，小壓力幾乎不會直接導致疾病發生。但是如果工作調動帶來環境的改變、長時間工作、繁重業務，再加上離婚等多重因素的累積之下，轉變成殺手壓力的可能性就會大幅增加。甚至有研究顯示，因為壓力自殺的人，平均都承受著3.9個危險因素。

大家一定要隨時提醒自己，當人生遭遇工作失敗或離婚等意外事件，或者像是結婚、換工作等看似正面，卻還是會造成環境重大改變的生活事件時，務必要想辦法先盡量避開更多生活事件的發生，以求自我保護。假使沒有這種自我警覺，等到同時面臨多個危險因素而一不小心丟了性命，一切就已經太遲了。

順帶一提，殺手壓力在歷經過許多壓力、生活滿意度低的狀態下，最為危險。研究也發現，對壓力過度缺乏經驗，也不是一件好事，對生活也不會滿意。想徹底消除會導致各種疾病發生的壓力是不可能的事，就算真的辦到了，也很難保證就一定會幸福。換言之，跟不

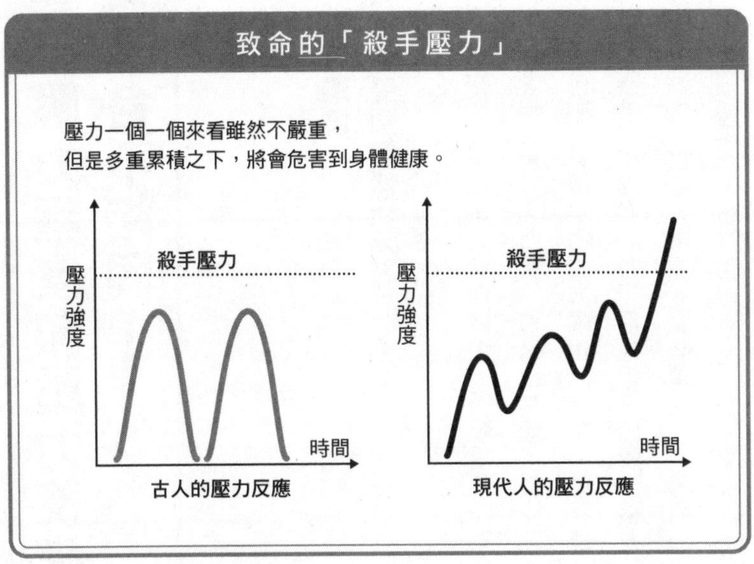

會死人的壓力和平共處，人才會有成長和發展。

心靈健康小筆記

會吞噬健康
帶來癌症的殺手壓力

殺手壓力在《NHK特集》的專題報導下，成為大眾關注的焦點。雖然大家都把跟壓力和平共處輕易地掛在嘴邊，但是如果有猝死的可能性，話就不能這麼說了。也許現在該是把排解壓力納入義務教育的時候了。

mental ni
iikoto
chou taizen

壓力程度和壓力反應會因人而異，各不相同！

關鍵字　應對壓力的能力

不只環境也會受到個性的影響

即便是同處在高壓環境中，所感受到的壓力程度還是會因人而異。這是因為除了環境之外，每個人看待事物的方式和接納度，也就是每個人個性和應對能力，都會深深影響到壓力的強度。換言之，壓力程度必須綜合「環境」跟「個性傾向、應對能力」來看。十個人有十種不同的接納方式，所以壓力程度也不盡相同。

一般人感覺到壓力時的反應可以分為４大類，以下就以被主管無理責罵時的反應為例來做介紹。

①「真慘……這次真的完蛋了」：情緒反應型。遇到壓力會愈來愈焦躁不安，容易陷入抑鬱的狀態。

②「沒辦法專心……」：認知反應型。遇到壓

壓力因人而異！
不同的人會有不同的壓力反應
完蛋了……
沒辦法
專心……
去喝一杯
吧！
胃好痛……

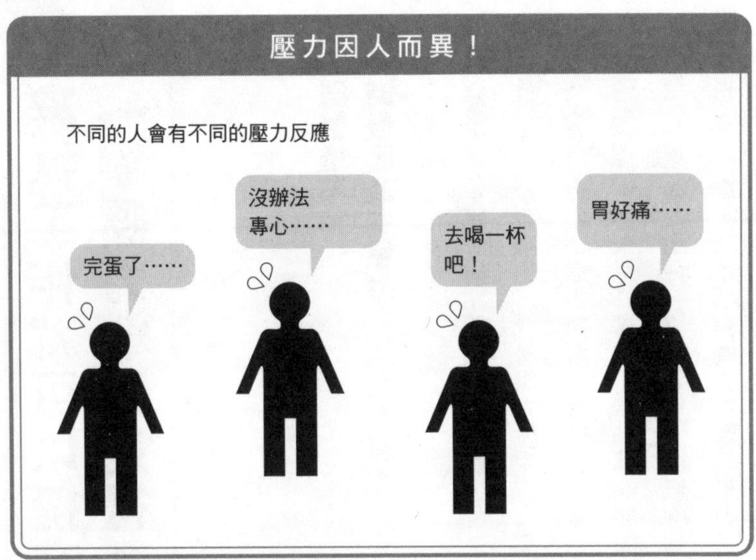

力專注力和記憶力會變差，容易引發知覺障礙。

③「去喝酒解解悶吧！」：行動反應型。會用喝酒、抽菸來逃避壓力，經常遲到或缺勤。

④「胃好痛……」：容易引發頭痛、肩頸痠痛、消化及循環器官、自律神經失調等。

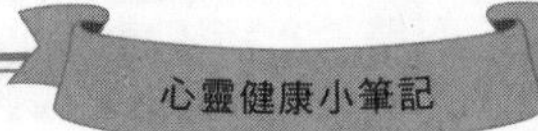

心理素質強的人
都有自己
應對壓力的方法

能夠在激烈競爭等嚴峻的環境中獲得成功的人，對於保持健康的心理，大多有自己的一套辦法，而且會具體落實。最容易學習的方法就是以正面積極的態度看待事物。

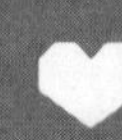

辭掉工作就可以擁有快樂？「零壓力」不見得就是好

關鍵字　跟壓力做朋友

壓力雖然逃不掉　但有時候因為有壓力，生活才有趣

每個人都希望生活能夠少一點壓力，可是如果真的完全沒有壓力，或是壓力極少，大部分的人又會覺得生活過得無趣、乏味。就像退休後的上班族，本來以為擺脫工作後就能悠閒自在地享受老後的生活，沒想到日子卻無聊到不知道要做什麼，這才明白過去每天的壓力，其實是豐富生活的潤滑劑。這樣的例子並不少見。

身處在高壓環境中，有時候也許不禁會想「乾脆辭職算了」、「乾脆離婚算了」。但是，適量的正腎上腺素和多巴胺，對身體是很好的刺激，可以提高效率做該做的事，充實每天的生活。瞭解壓力的優點，懂得跟壓力做朋友，人生才會過得豐富而精采。

懂得善用壓力與不懂的人之間的差異

懂得善用壓力的人

- 專注力提升，工作和念書更有效率。
- 運動時能發揮最大能力。
- 激發鬥志，成為達成目標的動力。
- 達成目標時的快感會更進一步引發鬥志。
- 用冰水洗臉等瞬間消除身體壓力。
- 遇到火災、意外等感覺到危險時，會更小心保護自己。
- 刺激會引發新的興趣，讓生活更有趣。

不懂得善用壓力的人

- 容易疲累。
- 晚上失眠，白天經常想睡覺。
- 身體姿勢變得歪斜。
- 長期處於緊繃狀態，無法發揮原有的能力。
- 精神變差，影響到工作和念書。
- 追求更大的快樂，沉迷於購物、酒精、菸癮中。
- 免疫力下降，容易罹患胃潰瘍、高血壓、糖尿病等疾病。
- 引發憂鬱症等精神方面的疾病。

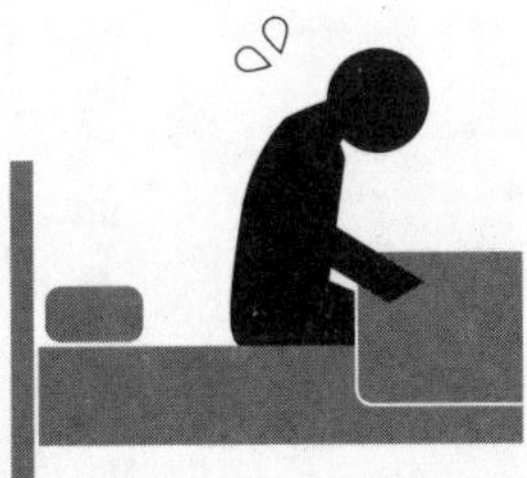

mental ni
iikoto
chou taizen

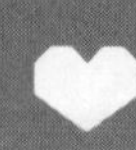

深信「壓力就是助力」，現實就能瞬間改變?!

關鍵字　心態

看待事物的方式會改變所受到的影響

著有《輕鬆駕馭意志力》（*The Willpower Instinct*）、《輕鬆駕馭壓力》（*The Upside of Stress*）等暢銷書的知名健康心理學家凱莉・麥高尼格（Kelly McGonigal），在其著作中介紹了一個概念：「看待事物的心態，會改變所受到的影響。」這同時也是心理學家阿莉亞・庫倫姆（Alia Crum）的研究主題。

庫倫姆的研究主題是「心態」（一個人對現實的想法）。換句話說，現實會因為個人的主觀出現大幅轉變。據說真的有人透過簡單的實驗，只是改變想法，健康狀態就獲得改善，而且變得更快樂。

就算不瞭解「心態」的定義，相信大家也應該都聽過「安慰劑效應」（Placebo Effect）和「自我實現預言」（Self-fulfilling prophecy）。

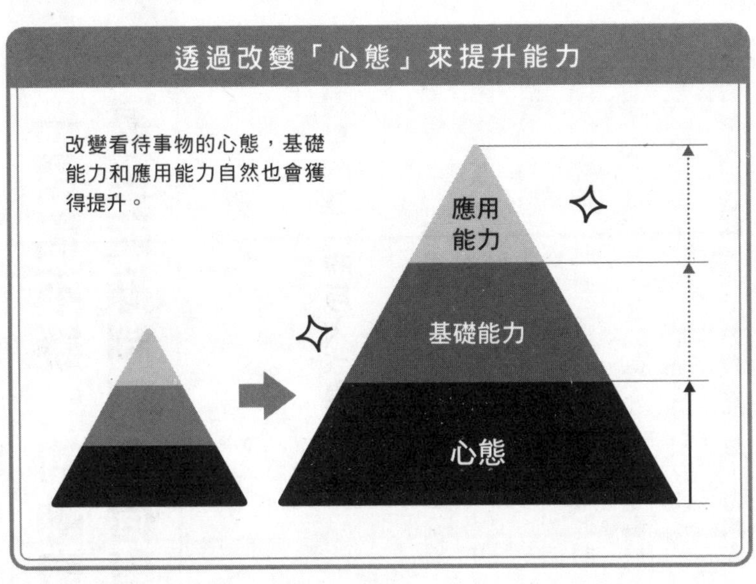

前者指的是拿沒有藥效的安慰劑當作「特效藥」來投藥，結果症狀真的獲得改善。後者的意思是指只要深信不疑，就會變成現實。這兩個都是心理學上常見的主題。

換句話說，面對壓力，心態還是決定了一切。根據凱莉・麥高尼格的主張，只要相信「壓力對自己有益」，它就真的會成為你的助力。

心靈健康小筆記

用想的就能變瘦？！驚人的瘦身實驗

庫倫姆的實驗找來了體重過重、血壓過高的飯店服務生作為對象，告訴他們飯店的每一項工作所能消耗的卡路里數字，讓受試者知道自己工作就等於在運動。結果發現受試者不過只是意識到「自己在運動」，就全都成功瘦下來了。

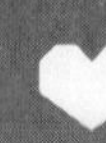

「深信不疑」的神奇力量，甚至能抑制壓力荷爾蒙的分泌

關鍵字 堅信與壓力荷爾蒙的關係

心態對身體造成的巨大改變

健康心理學家凱莉・麥高尼格針對庫倫姆的研究，實際做了親身實驗，最後得到一個明確的結果是：心態會改變壓力荷爾蒙的分泌。

她的研究把受試者分成兩組，分別讓他們觀看有關壓力的影片。A組的影片內容是關於「壓力能提升工作效率，促進健康和成長」，B組的影片則是關於「壓力有害健康，會讓人感受不到快樂，影響工作表現」。影片結束後再安排受試者接受模擬面試，在面試過程中，不管受試者說什麼都會被否定和挑毛病，目的在使受試者感受到壓力。

實驗結束後再收集受試者的唾液，結果在其中檢驗出皮質醇和DHEA兩種壓力荷爾蒙。這兩者荷爾蒙雖然都是身體必需的物質，但是皮質醇的比例如果太高，很容易會造成免疫力下降或引發憂鬱症。相反地，體內DHEA的濃

心態也會影響壓力荷爾蒙的分泌

堅信「壓力對健康有害」的人，體內的壓力荷爾蒙皮質醇的濃度高於堅信「壓力有益健康」的人。

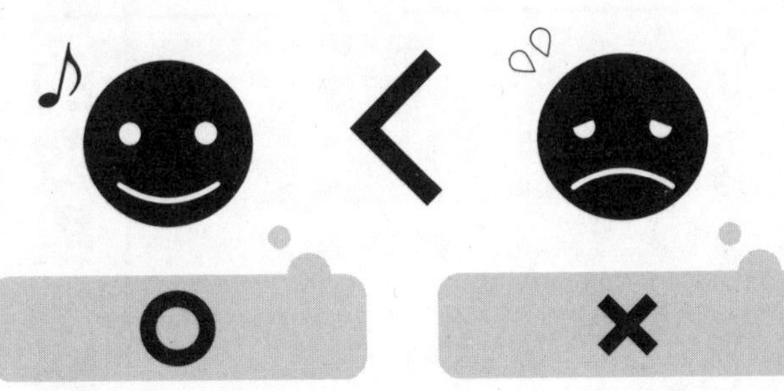

度高，罹患壓力相關疾病的風險就會降低。換句話說就是能戰勝壓力，面對挑戰。而DHEA濃度較高的人，就是堅信「壓力有益健康」的人。

心靈健康小筆記

皮質醇
會造成脂肪堆積
是減重大敵！

嚴格的飲食控制會讓人累積壓力，大腦不斷分泌皮質醇。這時候大腦會拚命想要攝取葡萄糖以舒緩壓力，多餘的葡萄糖最後會轉化成脂肪細胞堆積在體內，造成內臟脂肪不斷增加。

一個念頭就能讓人生變得更快樂?!「心態的效果」的厲害之處

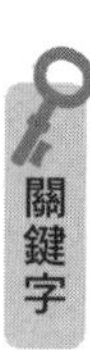

關鍵字　心態的效果

曾經歷過的壓力程度跟如何看待壓力無關

心態指的是一個人對現實的想法。透過正面思考，人的目標和行為也會跟著改變，這就是「心態的效果」。健康心理學家凱莉・麥高尼格主張，一個人看待壓力的心態，會連帶影響到他的健康、幸福和成功。也就是說，你怎麼想，承受壓力時的心情和應對方法就會怎麼改變。

堅信「壓力也是助力」的人，在遇到龐大壓力時，大多會採取以下行動：

- 接受事實，認清現實
- 針對壓力原因思考應對方法，採取克服或消除等對策
- 尋求情報、協助和建議
- 把壓力看作是成長的機會

換言之，遇到壓力時不逃避、正面應對，

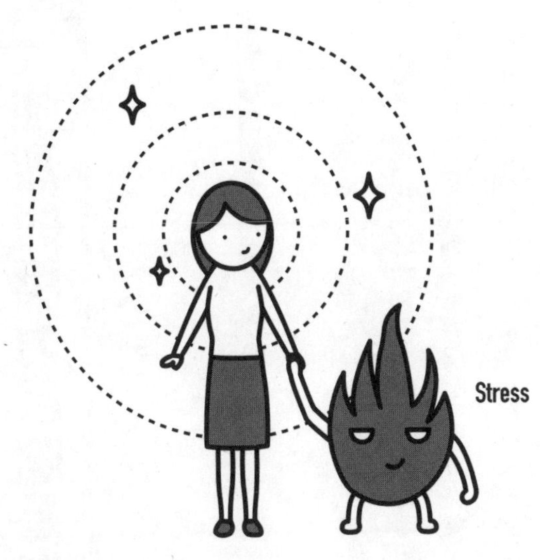

相對地應對壓力的能力和自信也會跟著提升，讓人可以更輕易交到朋友，而且不容易憂鬱，對生活更滿意。

順帶一提，面對壓力時能不能正面思考，跟是否有過痛苦經驗完全沒有關係。

心靈健康小筆記

相信壓力有害健康
就不會採取積極行動

認為「壓力＝有害」的人，只要一遇到壓力就會逃避，不會想辦法應對，像是「別再去想」，或是「去喝點酒什麼的解解悶吧」。結果很容易就變成擺爛，什麼事都不解決。

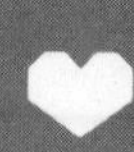

用壓力荷爾蒙來治療PTSD?!
強烈的壓力反應是復元的徵兆

關鍵字　壓力反應與身心恢復的關聯性

美國俄亥俄州阿克倫（Akron）當地的醫院曾做過各項實驗，發現在經歷創傷等重大事件後，身體出現強烈壓力反應的人，比較容易獲得長期復元。

實際上，現今在PTSD的預防和治療上最備受期待的方法，就是透過壓力荷爾蒙的作用。一位曾經遭遇恐怖攻擊而引發PTSD的50歲男性，在每天注射10毫克的皮質醇連續三個月之後，幾乎已經不再感到恐懼和痛苦。在心理治

應對多重壓力的兩大成分

人在遭遇重大交通事故等極大壓力的事件時，身體會分泌皮質醇和腎上腺素。這種現象稱為壓力反應。聽到「壓力反應」，也許有人會覺得「是個問題」、「必須排除」。不過，事實上壓力反應對於應對多重壓力非常有幫助，非但不是敵人，反而可以說是最有力的夥伴。

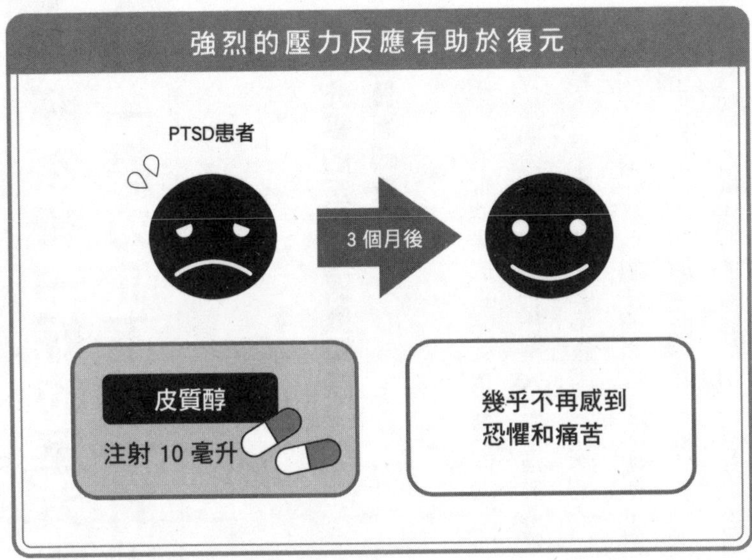

療方面也是一樣，諮商前先注射壓力荷爾蒙，可以提高治療效果。由此可知，強烈的壓力反應在復元過程中扮演了重要的角色。

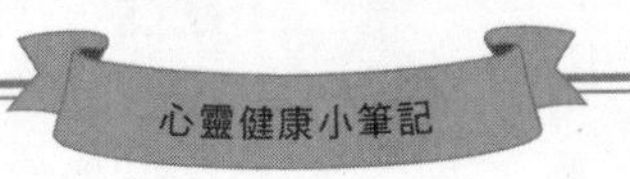

別把壓力反應
看作壞事
要懂得善用

壓力讓人胃痛、心跳加速。遇到這些壓力反應，一般人的直覺就認為「必須排除才行」。可是壓力反應也有好的一面，它可以讓人不過度恐懼。只要善加利用，就能提高心靈的恢復力。

既然有「好的壓力」，「壓力＝不好」的說法究竟從何而來？

關鍵字 漢斯・塞利的壓力定義

壓力先驅的定義被過度解讀 造成負面印象深植人心

壓力也有促使人成長、強化與夥伴之間的團結等正面效果，但是為什麼大家還是普遍覺得「壓力＝不好」呢？其中原因之一就是第一個提出「壓力」這個說法的生理學家漢斯・塞利（Hans Selye）當初所下的定義。

塞利對老鼠注射了其他動物的荷爾蒙、增加各種痛苦，藉此觀察老鼠反應，最後提出了一個定義：「身體受到外在刺激時所做出的反應，稱為壓力。」根據這個定義，不只是被注射毒物或受傷的經驗，甚至生活中的所有體驗，都存在著壓力。也就是定義被過度解讀，成了「日常生活中的身體反應」都算是壓力。因此後來才會出現「一想到考試幾乎痛到胃穿孔」、「工作壓力讓人想死」等說法。

塞利後來承認有壓力的事件並非都會給身

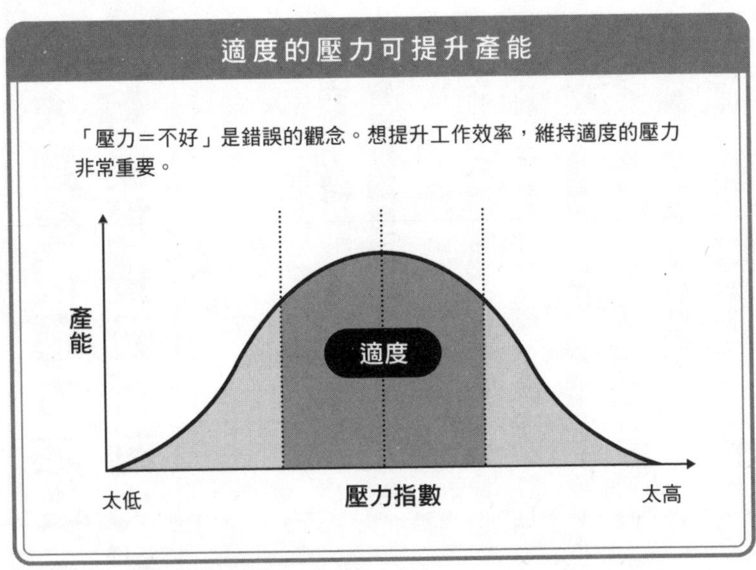

體帶來負面影響，更進一步在一九七〇年代提出「要懂得善用壓力，讓壓力發揮正面作用」的主張。可惜的是，一旦大家對壓力已經有既定的印象，就很難再改變了。

心靈健康小筆記

懷孕時的壓力也能促進胎兒發展

懷孕過程中遭遇重大事件，如失去住所、遇到恐怖攻擊等，都會增加早產的風險。不過一般常見的生活壓力則沒有這種風險，反而孕婦承受一定的壓力，會更有助於胎兒大腦和心臟的發展。

mental ni
iikoto
chou taizen

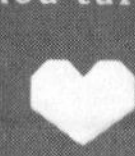

大腦習慣壓力之後，有助於提升行動力和好奇心

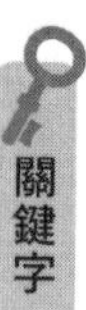

關鍵字 幼兒期的壓力適應

感覺到壓力時，大腦會自動調整成最佳狀態

史丹佛大學的生物心理學家（凱倫・帕克）曾利用松鼠猴進行實驗，研究幼兒期的壓力會帶來何種影響。她將幼猴從母猴的身邊帶走，每天獨處一個小時，讓幼猴感覺到壓力，然後再觀察牠之後的發展狀況。

帕克原本預測「幼兒期承受壓力的猴子，長大後會有情緒不穩定的問題」，沒想到實驗結果完全相反。這些受到壓力的幼猴長大之後，比一般的猴子更大膽，行動力十足，對凡事充滿好奇，遇到困難能馬上解決，到了青春期更是發揮強大的自律。換句話說就是擁有戰勝逆境的能力。

幼兒期的壓力，也改變了這些猴子的大腦。比起一般的猴子，牠們大腦的前額葉皮質比較大，而且更發達。尤其負責抑制恐懼反應

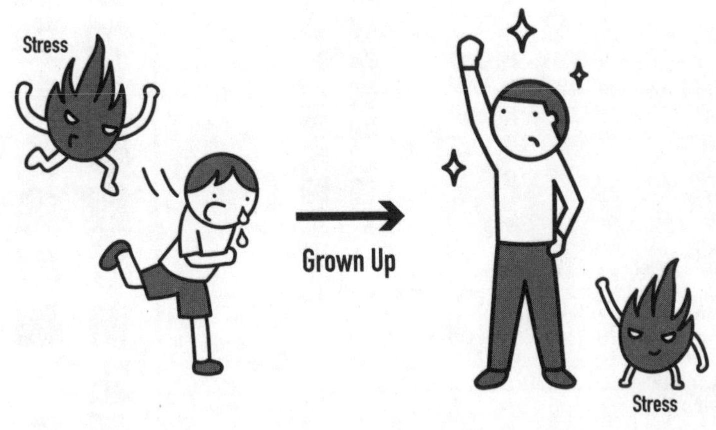

和衝動、提升鬥志的部位會愈來愈大。這些都是大腦為了適應壓力所做出來的改變，包括帕克在內的許多科學家都認為，這種現象同樣也會出現在人類的身上。

心靈健康小筆記

從感覺壓力到復元的過程會讓人情緒激動

心靈在遭受重大壓力、開始進入復元的過程時，大部分的人都會感到激動。這是情緒會幫助大腦從過去的經驗中，找到改變自己的行動，讓人從經驗中找到學習的意義。

mental ni
iikoto
chou taizen

壓力愈多愈幸福、愈滿足？壓力指數與社會生活的悖論

關鍵字　壓力的悖論

全球民意調查結果所顯示出的壓力與幸福指數的關係

蓋洛普（Gallup）在二〇〇五年到二〇〇六年，針對全球一百二十一個國家，共計十二萬五千人做了一項民意調查。其中有一題的問題是：「你昨天有感覺到龐大的壓力嗎？」平均有33％的人回答「有」，當中以菲律賓的67％最多，最少的是非洲的茅利塔尼亞，只有5％。

另外調查也發現，壓力人口比例愈高的國家GDP愈高，平均壽命也愈長。而且壓力指數愈高的國家，國民幸福指數和對人生的滿意度也愈高。這個結果讓專家學者們都難以理解，進一步調查才發現，壓力指數愈高的國家，人民即使承受著壓力，可是心理層面完全沒有沮喪的感覺，反而很多人都是笑容滿面，隨時都感受到幸福和愛，大多數的人對自己的人生也

容易被忽略的「壓力的悖論」

國家的壓力指數愈高，GDP和平均壽命、幸福指數、對生活、工作、人際關係、健康的滿意度也愈高。覺得每天生活壓力大的人愈多，對國民的健康、經濟等整體社會來說，都會帶來正面結果。

換句話說，壓力成了一項指標，可以看出一個人有多認真面對會給自己的人生帶來愛情、歡笑、學習、成長的事件。

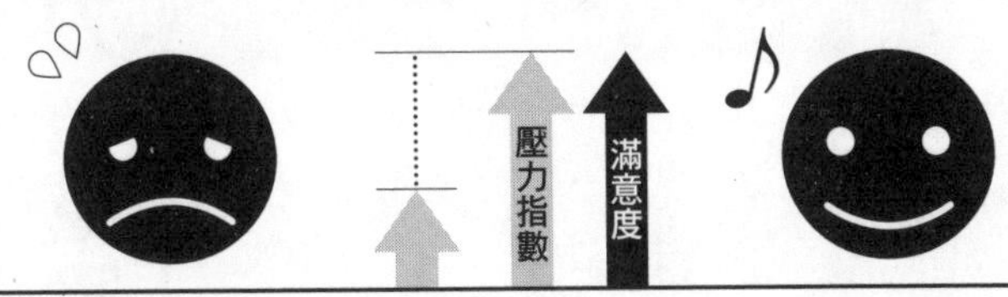

都很滿意。相反地，幸福感偏低的人，很明顯地都缺乏壓力，只有滿滿的羞辱感和憤怒，幾乎感覺不到快樂。也就是說，幸福、有意義的人生，通常都會伴隨著壓力。相反地，正因為人生沒有壓力，所以才感覺不到幸福。

心靈健康小筆記

找到人生意義的人
都承受著壓力
無一例外

雖然很多人都以為「不忙才是幸福」，不過透過各項調查可以知道，壓力愈大，人才有辦法找到人生的意義。可見壓力是用來判斷一個人對自己的人生課題投入多少熱情的指標。

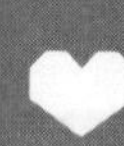

無所事事會讓心臟病發風險提高2成！別害怕壓力，讓壓力成為助力

關鍵字　無所事事和心臟病發的關係

壓力不是健康幸福的敵人！

壓力雖然會給身體帶來傷害，不過根據各項研究也顯示，壓力愈多的人，人生過得愈有意義。相反地，在一項調查當中，追蹤當時回答「生活很無聊」的中高年男性在接下來20年的狀況後發現，這些人心臟病發引發死亡的風險是一般人的兩倍以上。

再來看另外一項調查。「覺得自己的人生過得很有意義」的人，死亡率比一般人低了30%。也有調查發現，知道自己的人生意義的人會更長壽。綜合以上這些可以知道，壓力非但不是健康幸福的敵人，反而是有益健康。

壓力不一定都是有意義的。有時候怎麼想，就是不覺得自己的壓力有什麼意義。但是即便如此，還是要告訴自己「這個經驗應該還是有意義的吧」。這種正面思考是戰勝嚴峻困境不可或缺的能力。因此，壓力反應成了人類

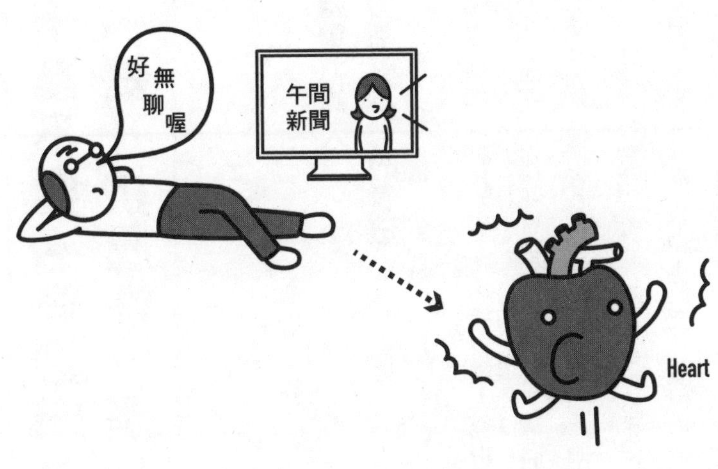

的本能，在遇到壓力的時候會反省或回顧過去的經驗，或是透過心靈方面的探求來找到意義。

身處在多重壓力下，人會想辦法從中找到意義。這就是為什麼壓力多的人，人生會更有意義的原因。我們常會聽到「這份工作要是沒有壓力就好了」的說法，只不過，無所事事帶來的壞處同樣多到不可計數。先有這樣的認知，肯定不會吃虧。

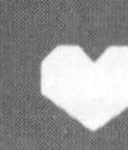

千萬不要「逃避」壓力，「提升抗壓性」是什麼意思？

關鍵字 抗壓性強的人

能戰勝壓力的人對壓力都有不同的看法

光是聽到「抗壓性強」，可能會讓人覺得這個人不管別人怎麼說都能處之泰然，擁有堅強的意志力。但是其實並不是這樣。芝加哥大學心理學教授薩爾瓦多．馬迪（Salvatore Maddi）針對抗壓力強的人做了研究，發現這些人面對壓力都有一樣的模式。

根據他的研究，能夠戰勝壓力的人，他們的想法都是「生活不可能沒有壓力」、「壓力是讓自己成長的機會」。而且他們在面對壓力的時候，絕不會陷入絕望，反而相信困難的時候應該更勇於面對。其中最特別的是他們對於「選擇」的看法——面對任何狀況，要不就是想辦法改變，要不就是改變自己的應對態度。

擁有這種心態的人，即便遇到壓力也不會絕望地任由擺布，反而會採取行動。因為壓力

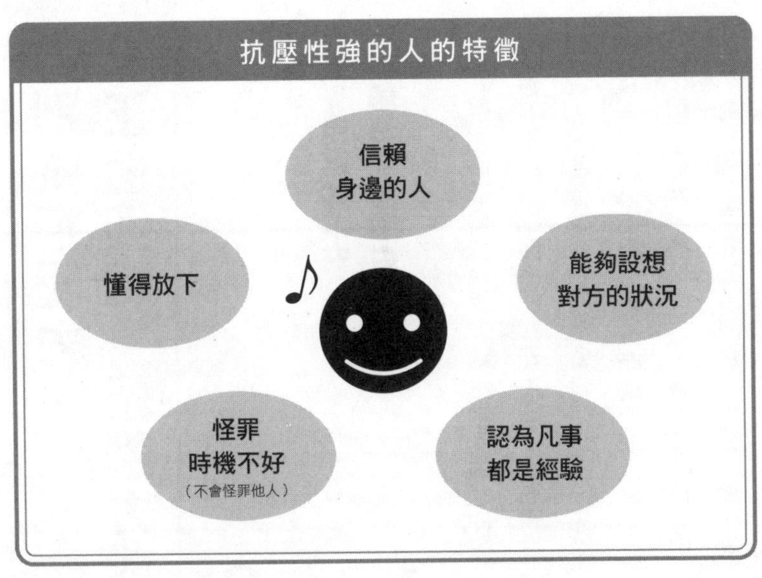

雖然無法控制，但是怎麼面對就全憑自己。這些人就是用這種心態，在遇到壓力時積極改變自己，讓自己漸漸成為一個「抗壓性強的人」。

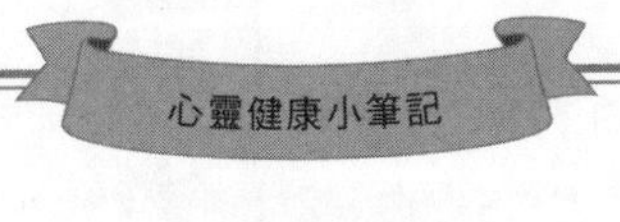

心理韌性
「堅毅性」的作用？

心理學家馬迪將人在壓力環境下試圖成長的勇氣稱為「堅毅性」（hardiness）。研究報告指出，「堅毅性」對於司法、醫療、科技、教育、運動等各領域從業人員的工作都能帶來正面幫助。

mental ni
iikoto
chou taizen

別抗拒壓力！正面迎戰，讓壓力成為動力來源

關鍵字

擺脫對抗壓力的習慣

先接受自己的不安 才有辦法妥善應對

在群眾面前發表演說，緊張到大腦一片空白，沒有把握自己能不能好好說話……遇到這種狀況，大部分的人應該都會告訴自己「先冷靜下來」。哈佛商學院教授布魯克斯（Alison Wood Brooks）在一份以數百人為對象的提問中發現，91％的人都認為冷靜是對抗壓力最有效的方法。

然而，如果從壓力的觀點來看，「冷靜下來」其實沒什麼意義。不管是面對考試或運動，正面迎接壓力反而才能提升自信、激發能力。

一旦接受自己不安的心情，身體也會出現不同於意識的反應。也就是說，不安的時候雖然會感到害怕，不過只要坦然接受這種心情，自然會激發出一股勇氣。就算當下不知道該怎

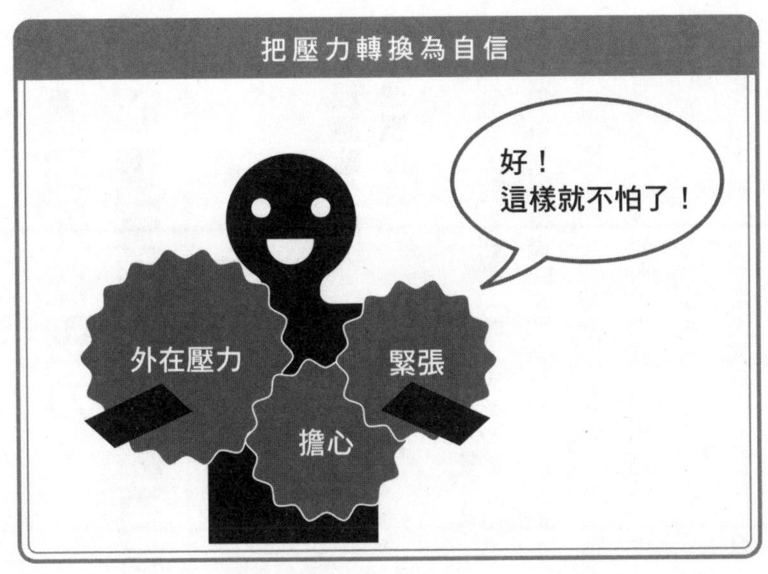

麼做，或者沒有信心可以做好，都無所謂。只要坦然接受這些心情，身體自然會湧現努力不懈的力量。下回如果在重要時刻感覺快被壓力和緊張擊垮，不妨就先試著接受不安的心情吧。

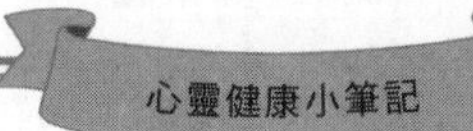

「興奮」比冷靜更有幫助

根據哈佛商學院教授布魯克斯的實驗，比起在上台之前告訴自己「我現在很冷靜」，「我現在很興奮」的說法雖然無助於消除不安，但是可以讓自己更有自信，最後也能獲得更多聽眾的肯定。

mental ni
iikoto
chou taizen

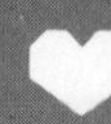

遇到外在壓力，心理壓力比放鬆更有用

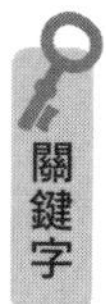

關鍵字　放鬆與壓力的關係

壓力反應愈強的人考試成績愈好

遇到強大的外在壓力時，人都會擔心自己會失敗。但是從科學的觀點來看，面對考試或訓練，腎上腺素和皮質醇分泌愈多的人，成績愈好。換言之，感覺有壓力反而更容易得到預期中的成功。

遇到強大壓力、使得大腦分泌更多腎上腺素和皮質醇的人，成績愈好。換言之，感覺有壓力的時候，反而更容易得到預期中的成功。

羅徹斯特大學心理學教授傑米森（Jeremy Jamieson）有一次在模擬試驗之前，先讓半數的學生閱讀一些關於「抱著緊張不安面對考試的人成績比較好」、「可以告訴自己『壓力會讓事情更順利』」的文章。另一半的學生則是直接應考。結果發現，看過文章的學生成績比較高。果然檢驗這些學生們的唾液發現，裡頭

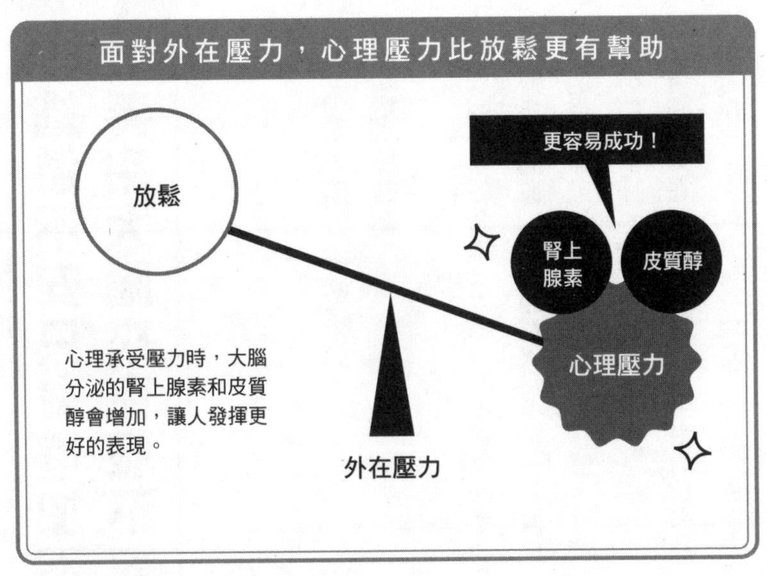

所含的 α－澱粉酶變多了。α－澱粉酶是壓力促使交感神經活化的指標，也就是說，閱讀這些文章會引發更強烈的壓力反應。而且壓力反應表現愈強烈的人，獲得的成績愈高。而且這只適用於看過文章的學生。這應該是很好的例子，用來說明只要善加利用壓力，就能發揮更好的表現。

心靈健康小筆記

把不安看作是興奮和鬥志的表現

根據各項實驗結果，事先告訴自己「有意義的工作本來就會伴隨不安和壓力」，之後就算遇到困難也不會感到挫折，反而會更有動力把自己往前推進。

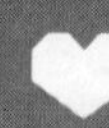

逃避不安只會增加不安的心情！善用大腦來克服不安

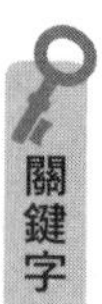

關鍵字

逃避不安

因為不安，所以逃避承認只會得到反效果

感到不安的時候，大部分的人直覺反應都是逃避不安的原因。不過這實在不是一個值得推薦的辦法，因為愈是逃避不安的心情，只會增加恐懼，變得更加不安。

所謂在外在壓力下發揮能力，指的是引發「挑戰反應」，也就是身體產生力量，專注力提升，有勇氣採取行動。相反地，外在壓力如果引發心理壓力，就會出現戰鬥或逃跑反應，也就是「威脅反應」。

重要的是，當不安發生時，會讓人發揮實力、帶來好結果的，並不是「沒有出現壓力反應的時候」，而是「出現壓力反應的時候」。換言之，逃避壓力的原因毫無意義。

當身體出現威脅反應時，大腦內察覺威脅的部位，以及負責採取應對行動的部位，兩者

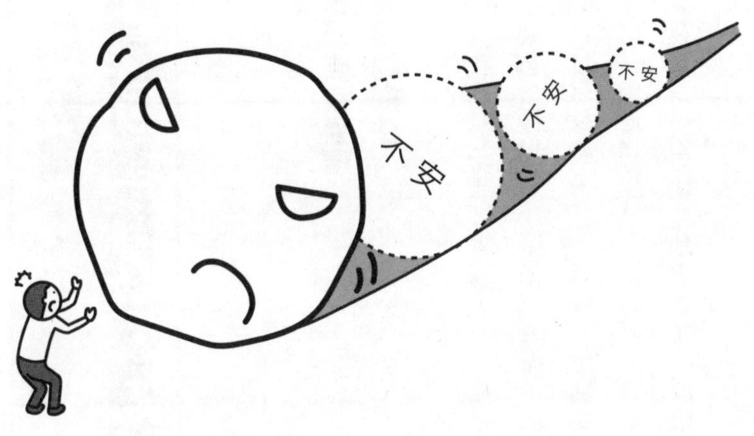

之間的作用會變得更活絡。相反地，當身體出現挑戰反應時，會強化大腦前額葉皮質部位的作用，讓人壓抑恐懼，變得更有幹勁。也就是說，當身體出現挑戰反應時，曾經面對壓力的經驗，會讓人對壓力產生免疫。

心靈健康小筆記

提升成績表現和專注力！挑戰反應的眾多好處

出現挑戰反應時，如果是運動，就會在比賽中發揮更好的實力；如果是考試，成績會更好。當然對商場上的談判也會更有利。研究也證實挑戰反應有利於外科醫生和飛行員等準確度更高的工作。

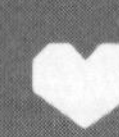

一學就會！完美引發挑戰反應的技巧

關鍵字　挑戰反應

隨時準備好自我強項和其他有用的辦法

壓力反應和挑戰反應都可以讓人在有壓力的狀況下，依舊發揮出最好的表現。然而，就算我們都知道挑戰反應很好，可是當實際遇到緊張的場面時，還是比較容易出現威脅反應。難道就沒有辦法可以更快速地引發挑戰反應嗎？

要引發挑戰反應，關鍵就在於「自己是否有信心能夠應對外在壓力」。人在感覺到壓力的狀況下，會下意識地針對克服壓力必備的條件和自己的能力進行比較、評估和計算，包括克服的容易度和自我能力等。如果最後覺得「自己辦不到」，身體就會出現威脅反應。如果覺得「應該應付得來」，就會引發身體的挑戰反應。

換句話說，快速引發挑戰反應最有效的方

成長的大好機會──「挑戰反應」

就算有壓力，只要危險性不大，就會出現挑戰反應

進行重要簡報或決勝關鍵的時刻等

▶

心跳加速，腎上腺素分泌增加，更多能量供往大腦和肌肉，使人興奮的大腦神經傳導物質急速增加

專注力提升，恐懼感受到抑制。壓力荷爾蒙（DHEA）分泌增加，成長指數提升。

▶

積極活用於日常生活中

藉由挑戰反應成功克服困難的人，都能看得見成長。只不過這並不適用於所有微不足道的壓力。

法，就是瞭解自己的強項。包括自己具備多少知識和技術，花了多少時間準備等。如果過去曾經歷過同樣情況，也可以回想當時的過程，或是想想支持自己的人也很有用，這些都可以抑制威脅反應的產生，引發挑戰反應。

心靈健康小筆記

透過「VIA」瞭解自我強項為壓力做好準備

想客觀瞭解自我強項的人，「VIA」是個非常便利的測驗，它將人的性格強項分成24大類。只要事先透過「VIA-IS」線上診斷工具瞭解自我強項，在需要的時候說不定就能派上用場。

mental ni
iikoto
chou taizen

逆境經驗少的人普遍不快樂、不健康！克服試煉才能使人變強

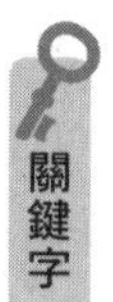

逆境與成長

適當的逆境經驗能夠提升幸福感和健康

在前述內容中不斷提到，對人而言，壓力絕對不是件壞事。非但如此，逆境反而可以給人帶來成長。即便是再糟糕不過的事件，逆境也會讓人變得更有耐性，痛苦的經驗更是會成為成長的養分。

紐約州立大學水牛城分校心理學教授馬克・希利（Mark Seeley）曾經花了四年的時間追蹤研究兩千名美國人，結果發現過去曾經歷過痛苦經驗的人，更有辦法抗禦憂鬱症和失眠。這份研究發表讓許多人都跌破眼鏡，因為過去大家一直認為創傷會提高這類病症的風險。所謂痛苦體驗包括生病、受傷、所愛的人離世、離婚等。

研究結果顯示，罹患憂鬱症等風險最低的是逆境經驗不多也不少，次數剛剛好的人。相

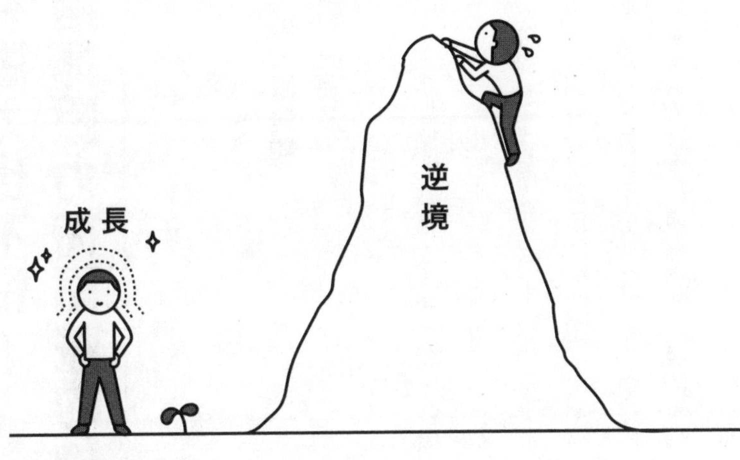

反地，風險較高的是逆境經驗最多和最少兩大族群。順帶一提的是，前者對人生的滿意度比較高，後者的兩大族群則相對較低。由此可知就連過去的痛苦經驗，有時候也會成為幫助自己的力量。

心靈健康小筆記

如果痛苦到看不見未來可以這樣思考

嚴峻的情況會讓人對很多事情都覺得不甚樂觀。愈是這種時候，一定要告訴自己傷害總有一天會消失，不會永遠持續下去。只要這麼想，縱使遇到再多逆境，也能看見希望。

mental ni
iikoto
chou taizen

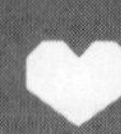

有壓力也不怕！指揮壓力荷爾蒙的神經傳導物質

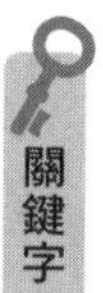

關鍵字　血清素

控制正腎上腺素和多巴胺的血清素

多巴胺主掌性慾、食慾、金錢慾等，會給人帶來「快感」。正腎上腺素主掌專注力，跟人在受到外界刺激時所產生的不安和緊張有關。兩者如果適度分泌倒沒什麼問題，可是一旦分泌過多就會失控，引發成癮症或恐慌症。

而負責控制這些大腦神經傳導物質、保持大腦穩定的，就是「血清素」。換言之，血清素可以讓人保持平常心。

鍛鍊血清素神經可以改善各種身心功能，例如每天起床後，血清素會刺激交感神經，使體溫和血壓上升，促進呼吸，將身體切換成活動模式。這就是為什麼血清素只要分泌正常，早上起床會覺得神清氣爽，不會想賴床的原因。

工作時總是希望能夠保持在完全清醒的狀

宛如樂團指揮家的血清素
血清素
多巴胺
正腎上腺素
血清素自己本身雖然不會發出聲音，卻扮演著宛如樂團指揮的角色，負責對多巴胺和正腎上腺素下達指令，控制大腦內部的整體和諧。

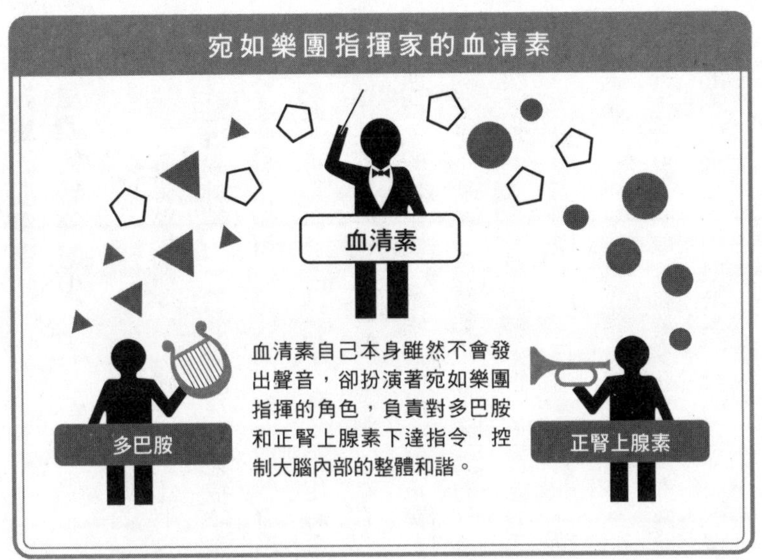

態，提升思考和判斷力。而血清素就能刺激大腦皮質，讓人保持在清醒的狀態。想永保青春的人，更不能錯過血清素的美容效果。此外，強化抗重力肌（協助背部和腿部肌肉，以及眼皮等臉部肌肉對抗重力的肌肉），使人保持正確姿勢、臉部肌肉不鬆垮，也是血清素的功能之一。

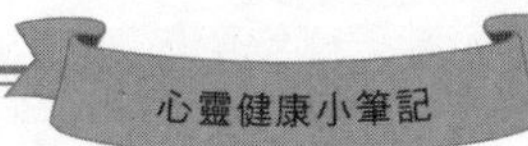

如何測量血清素？

大腦中的血清素含量，可以透過血液或尿液檢查來測得。在不受大腦以外的器官影響下，血液和尿液中的血清素含量如果增加，腦內的血清素也會跟著增加。所以尿液檢查是測量血清素最方便簡單的方法。

盡是好處的血清素
要注意避免分泌減少

人體的所有感覺都會集中到大腦，其中的傳達就是透過神經。一般的神經只有在接收到情報時才會發生作用，每收到一則情報就發出一次電波。可是血清素神經不一樣，作用時會持續發出規律性的電波，釋放一定的血清素。

血清素的作用之一是維持多巴胺與正腎上腺素的分泌平衡。多巴胺和正腎上腺素的分泌量如果暴增，人會容易失控。但是血清素幾乎沒有分泌過多的問題，除了它本身具備「自我檢測迴路」，可以維持正常分泌之外，多餘的血清素也會重新回收。血清素在通往負責傳遞訊息的標的細胞上的血清素受體的過程中，沒有送達的血清素就會透過血清素轉運體，再次回到血清素神經。另外還有一些則會流到血液中，使身體隨時保持一定含量的血清素。壓力會對這一整個作用造成阻礙。人在面對強大壓力的時候，大腦下視丘的室傍核會受到壓力的刺激，使得縫核部位的血清素神經電波釋放被打亂，造成血清素減少分泌。

血清素分泌一旦減少，早上就會爬不起來，白天容易恍神，注意力無法集中。連帶也無法控制多巴胺和正腎上腺素所引起的失控。

簡單來說，可以把壓力和血清素的關係想像成是翹翹板，壓力變大會導致血清素分泌減少，相反地，血清素分泌增加，壓力就會減輕。這樣的比喻應該就很容易瞭解。

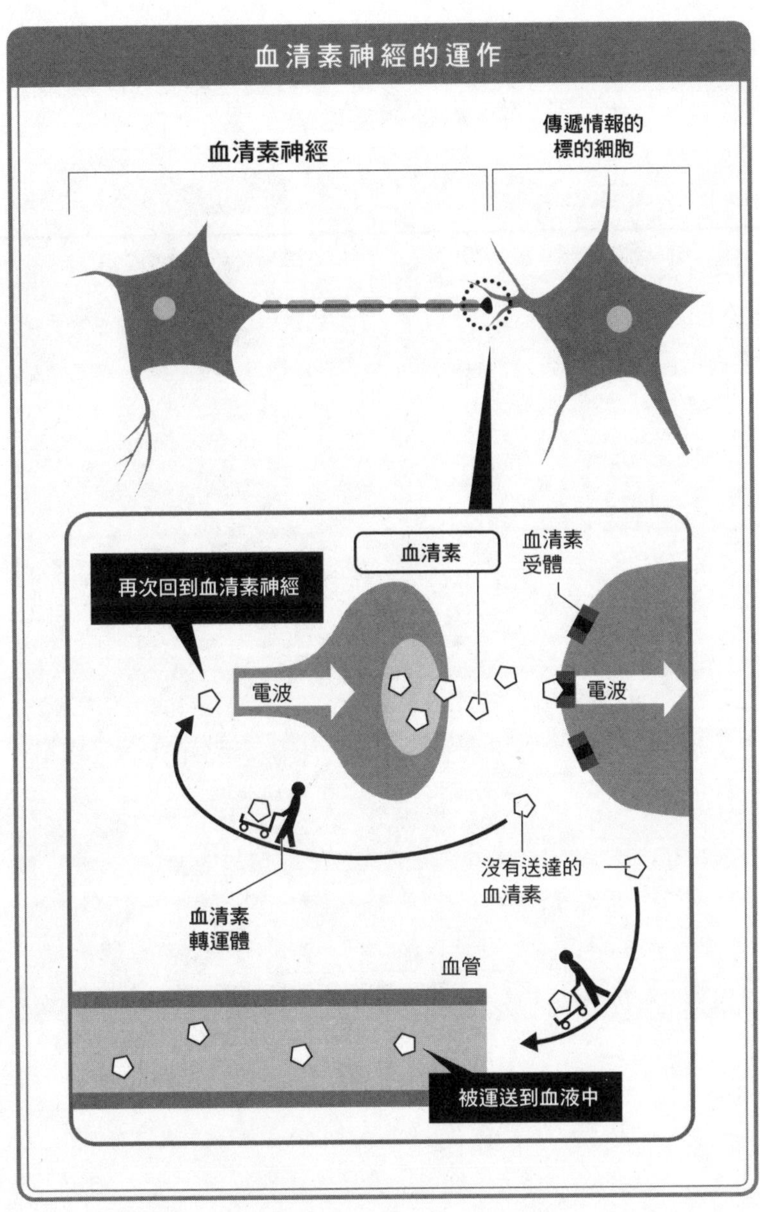
血清素神經的運作
血清素神經
傳遞情報的
標的細胞
血清素
血清素
受體
再次回到血清素神經
電波
電波
沒有送達的
血清素
血清素
轉運體
血管
被運送到血液中

心理健康名言

自信和希望
可以提升免疫力，
還能降低膽固醇。

記者，作家

諾曼・卡森斯（Norman Cousins）

第 2 章

不只對抗壓力，還能擊退疾病！

改善自律神經，提升免疫力！

改善自律神經能使免疫力提升，
不只對抗壓力，還能戰勝新冠肺炎等極具威脅的病毒，
打造強健的身體。

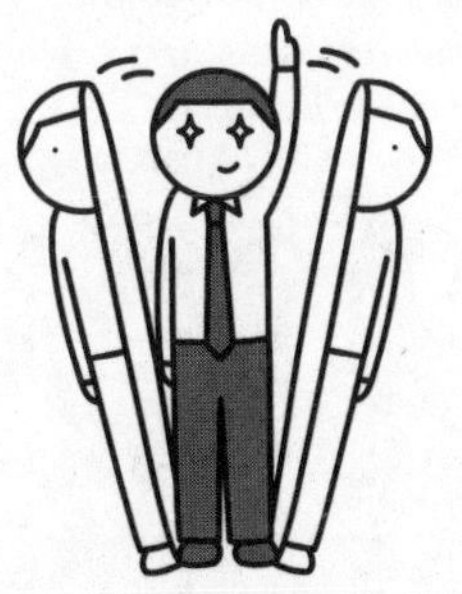

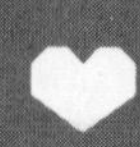

暈眩、虛寒、疲倦無力……身體不舒服可能就是神經失調造成

關鍵字　自律神經

壓力會破壞體內平衡

大家的身邊是不是也有人曾經因為暈眩、身體疲倦無力等症狀到醫院檢查，結果被診斷是自律神經失調呢？

自律神經失調中的「自律神經」，跟內分泌系統和免疫系統並列為體內控制系統。包括呼吸、血液、體溫調節、流汗、心跳在內，這些身體功能之所以能夠下意識地正常運作，全都是自律神經的功勞。自律神經分為交感神經和副交感神經兩種，這兩大神經保持平衡，人才有辦法安然地生活。一旦失去平衡，身體就會到處出問題，包括感覺疲憊無力、頭痛、暈眩、心悸等。會造成自律神經失調的原因之一就是壓力。有不少人原本都以為自己是內科問題而上醫院求診，結果卻檢查不出原因，最後才被轉到身心科。

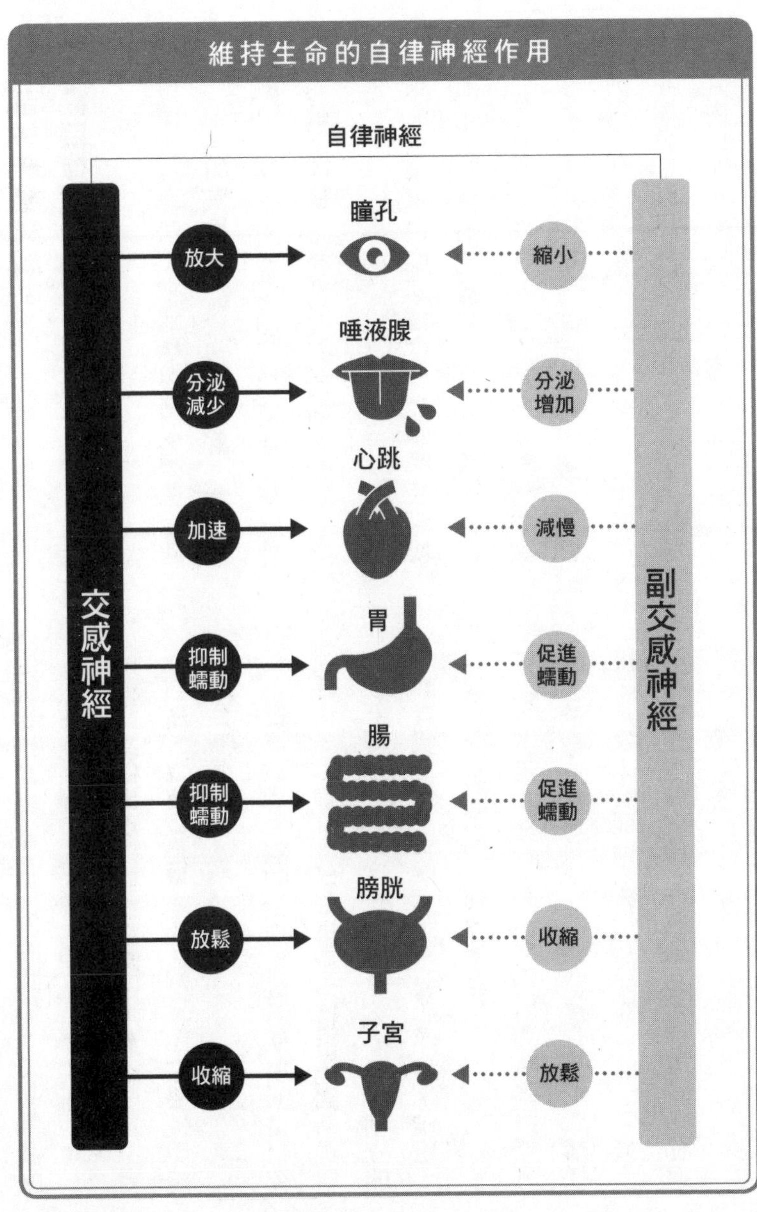
維持生命的自律神經作用
自律神經
交感神經
副交感神經
瞳孔
放大
縮小
唾液腺
分泌減少
分泌增加
心跳
加速
減慢
胃
抑制蠕動
促進蠕動
腸
抑制蠕動
促進蠕動
膀胱
放鬆
收縮
子宮
收縮
放鬆

改善自律神經失調
需要靠自律訓練和攝取維生素B_{12}

自律神經無法正常運作會造成哪些症狀呢？首先，如果是交感神經過度亢奮，會引發高血壓、心悸、焦慮等症狀。相反地，交感神經作用低下的症狀表現包括有頭痛、暈眩、身體發冷等。

副交感神經過度亢奮會引發腸躁症或便秘、消化不良等消化器官方面的症狀。相反地，如果作用低下，則會造成失眠和慢性疲勞。很多檢查不出特定原因的身體不適，都會被診斷為自律神經失調。

女性發生自律神經失調的機率遠遠大於男性，其中以20～49歲的年齡層居多。一般認為這跟女性荷爾蒙有很大的關係，尤其常發生在孕期和產後、停經等身體出現急劇變化的時候。當身體出現這些症狀時，千萬不要自己妄下判斷，以為只是單純的疲勞，一定要接受適當的治療才行。

自律神經失調的治療，最常使用的是自律訓練法（Autogenic Training）。這是德國精神科醫生舒爾茲（Johannes Heinrich Schultz）創立的一套自我催眠法，透過身體對心理產生作用，以消除身心緊張的一種放鬆方法。

日本也在一九五〇年代引進這套治療方法，至今已經被將近九成的身心醫療機構採用，是臨床心理治療常用的一套方法。它最大的好處是學會之後，隨時隨地都能進行，而且有助於安定神經，大家可以試試看。

自律訓練法

想像右手感覺沉重
▼
右手感覺到溫暖
▼
心臟緩慢規律地跳動
▼
放鬆呼吸
▼
腹部感覺到溫暖
▼
額頭感覺到涼爽

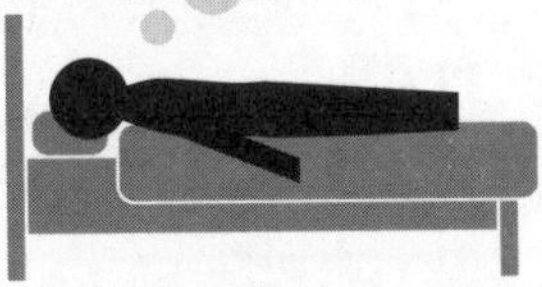

可以坐著或躺下，閉上眼睛，邊做腹式呼吸邊反覆做以上的想像。

其他能有效改善自律神經失調的方法，還有攝取維生素B_{12}。維生素B_{12}有助於神經細胞內的核酸及蛋白質、脂質的合成，維持神經平衡，提高專注力和記憶力。反之如果缺乏會導致焦慮等神經緊張、突然陷入憂鬱等，有時還會影響到末梢神經。

心靈健康小筆記

富含維生素B_{12}的食物

含有維生素B_{12}的食物包括蛤蜊、蜆、牡蠣、肝、沙丁魚、蛋、起司、海苔等。蔬果則不含有維生素B_{12}。常喝酒或使用口服避孕藥的人，食補的效用不大，最好定期以營養補給品的方式額外補充。

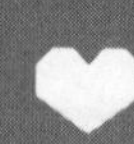

mental ni iikoto chou taizen

守護身體的免疫力，掌控在自律神經的手上

關鍵字　自律神經

交感神經和副交感神經順利切換的重要性

自律神經是體內的末梢神經之一，控制著呼吸、心跳、血壓等人體的運作。分為作用於緊張、興奮等活動時的交感神經，以及作用於放鬆、睡眠時的副交感神經兩種。這兩種自律神經平時會互相平衡地發揮作用，最理想的狀態是白天起床後交感神經處於優位，下午到傍晚換成副交感神經處於優位。

自律神經跟腸道蠕動有很密切的關係，當副交感神經處於優位時，腸道會增加蠕動；交感神經處於優位則會使腸道蠕動變慢。換言之，維持交感神經和副交感神經的平衡對穩定腸道作用來說，就顯得相當重要。

其中最重要的是白天起床後從副交感神經切換成交感神經優位，到了晚上再切換回副交感神經優位。早上起床曬太陽、吃飯、運動

自律神經與身體反應的關係

交感神經 ▼ 緊張狀態	⟷	副交感神經 ▼ 放鬆狀態
上升	血壓	下降
收縮	血管	擴張
停滯	血流	順暢
多	顆粒球	少
少	淋巴球	多

等，從睡醒到晚上睡覺之前這一整天的活動，全都靠身體下意識地維持自律神經的平衡。這個平衡一旦被打亂，身心就會開始出現異常，這就是所謂的「自律神經失調」。症狀表現包括頭痛、耳鳴、暈眩、過度流汗、失眠、呼吸困難、心悸、心律不整等。因此，在這些症狀出現之前，不妨先參考本書內容，好好地改善自律神經吧。

改善方法遍及飲食、運動及日常生活中的所有活動，大家可以參考本書各個章節的內容，尤其要重視第 7 章調整心靈的方法，也就是正念練習。就像有句話說「病由心生」，心情也會影響免疫力的好壞。

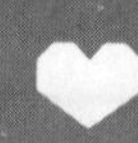

改善自律神經和腸道環境，提升免疫力和心理平衡

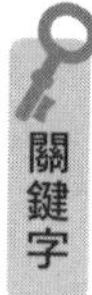

關鍵字

副交感神經優位有助於改善腸道環境

免疫力、腸道環境、自律神經透過三者的平衡改善血流

免疫力、自律神經、腸道環境三者息息相關。除了身體以外，維持良好的心理狀態，也需要靠這三者互相平衡作用。自律神經失調會造成腸道蠕動變差，影響消化吸收和排泄，導致身體無法確實攝取到養分。這也意味著血液品質變差，腸道內老廢物質堆積，滋生有害物質。品質差的血液會變得濃稠，造成血流不順，造成手腳冰冷、水腫、皮膚粗糙、疲勞等症狀，免疫力也會跟著變差。如果有便秘或腹瀉等腸胃不適，或是疲勞、失眠、焦慮等症狀，恐怕就表示免疫力和自律神經、腸道環境三者的作用已經失去平衡。這時候最好重新檢視自己的生活，如果發現有睡眠不足、偏食、壓力太大等問題，就要立刻改善。只要保持生活規律，放鬆心情，自律神經所主掌的副交感

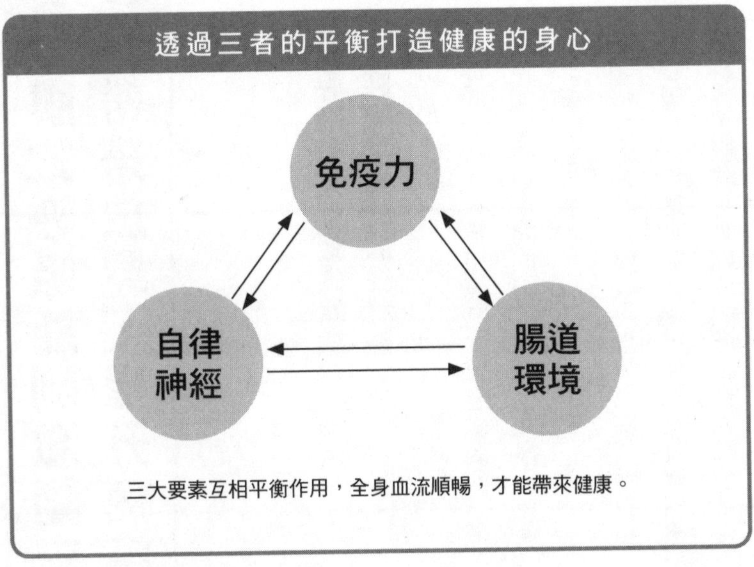

神經很快就會恢復作用，促進腸道蠕動，讓身體確實攝取到養分。如此一來免疫力也會跟著提升。

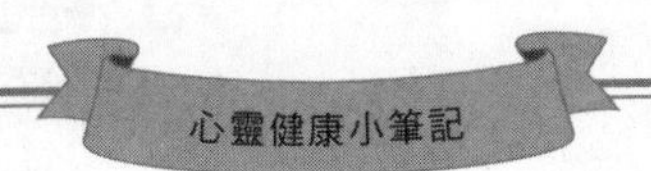

交感神經和副交感神經互相平衡的重要性

長期處於壓力和緊張的狀態，會造成交感神經過度亢奮，出現焦慮、失眠、容易感冒等症狀。相反地，太過放鬆則會導致副交感神經長期處於優位，引發過敏、腸胃不適、疲勞、沒有精神等症狀。由此可見交感神經跟副交感神經的平衡有多重要。

腹式呼吸能刺激副交感神經，帶來放鬆，提升免疫力

關鍵字　腹式呼吸和副交感神經的關係

此，一般人在無意識的狀態下，在工作、做家事的時候很容易會變成胸式呼吸，放鬆睡覺時才是刺激副交感神經的腹式呼吸。換言之，如果想提升免疫力，最好的呼吸方法是開啟放鬆模式的腹式呼吸。

另一個原因是因為免疫細胞之一的「自然殺手細胞」（ＮＫ細胞）大多存在於腹部的淋巴液中。因此，透過腹式呼吸就能將自然殺手細胞傳送到全身，達到提升免疫力的效果。

胸式呼吸多見於緊張狀態 腹式呼吸常見於放鬆狀態

呼吸是每個人無時無刻、無意識間的一種行為。如果改用不同的方式呼吸就能提升免疫力，當然一定要學會。

相信大家都知道呼吸可以分為胸式呼吸和腹式呼吸。同樣是吸氣吐氣，胸式呼吸會刺激交感神經，腹式呼吸則會刺激副交感神經。因

腹式呼吸的正確作法

1 背部挺直

挺胸站好。也可以坐著。

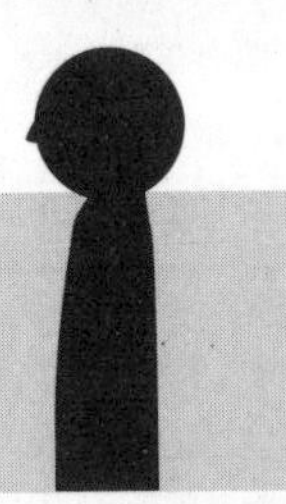

2 吐氣

想像把肚子裡的空氣全部吐出來，用嘴巴慢慢吐氣，直到腹部凹陷，把氣完全吐出來為止。

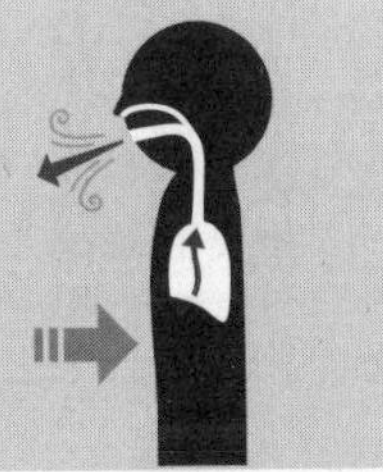

3 用鼻子吸氣

接著閉上嘴巴，想像讓肚子充滿空氣，慢慢地用鼻子吸氣，讓腹部慢慢膨脹鼓起。

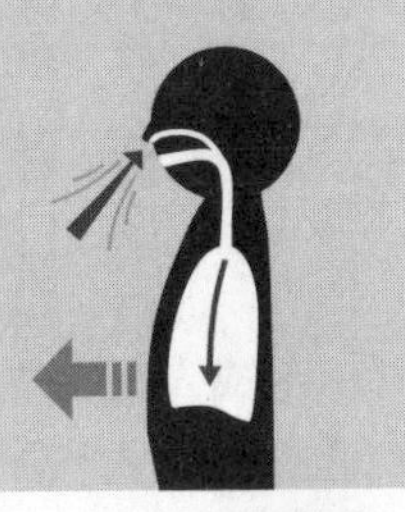

4 閉氣

吸飽空氣後暫時閉氣，然後再回到步驟從頭做起，用同樣方式反覆進行。一天大概做5次。

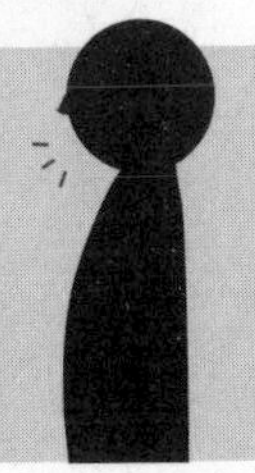

mental ni
iikoto
chou taizen

體溫下降，免疫力也會跟著變差，改善生活習慣，實現溫暖人生

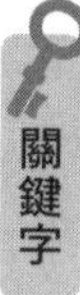

關鍵字 體溫 36.5～37度

體溫36.5～37度時最有活力 每下降1度，免疫力也會跟著變差

大家知道免疫力跟體溫也有密切關係嗎？研究證實，人的體溫在36.5～37度之間活力最好，體溫每上升1度，免疫力就會提升約30％，基礎代謝下降約12％。體溫下降則會造成免疫細胞白血球的活動變差，導致免疫力跟著變差。同時促進消化、吸收、代謝的酵素也會停止作用，造成基礎代謝下降。

造成體溫下降的原因包括壓力太大、肌肉流失、身體沒有保持溫暖等生活習慣。壓力太大會引發自律神經失調，身體血流狀況變差，引發低體溫。另一方面，人體40％的溫度是由肌肉產生，所以缺乏運動也是造成免疫力下降的其中一個原因。尤其要特別小心居家辦公帶來的壓力、生活作息紊亂、缺乏運動等問題。此外在飲食方面也要多下工夫，多攝取能提高

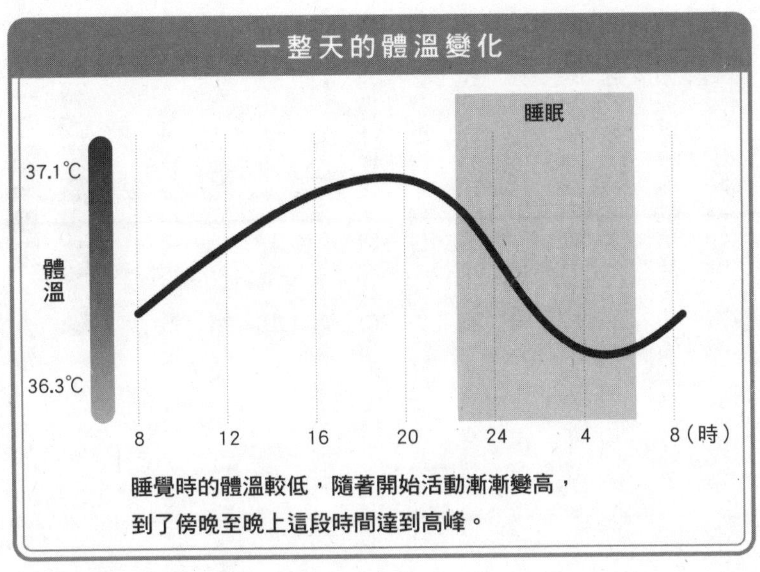

體溫的食材，飯吃八分飽，三餐要定時。

剛起床的體溫是一天當中最低的，到了傍晚最高。如果想知道自己的平均體溫，可以在起床後、中午前、下午、晚上等一天測量四次，再算出平均值。

心靈健康小筆記

飯吃八分飽
預防血糖飆升

吃完東西後血糖在短時間內急速上升的情況，稱為「血糖飆升」。養成飯吃八分飽的習慣，三餐之間保持空腹，能預防「血糖飆升」。血糖飆升會對血管造成傷害，甚至引發動脈硬化和癌症、心肌梗塞等生活習慣病。

做好「3點」保暖
就能有效提高身體溫度

冬天不管穿得再保暖還是會覺得冷，體溫容易下降。這是因為身體寒冷導致血管收縮、血流變慢造成。尤其「脖子」、「手腕」、「腳踝」這三個部位都有較粗的血管通過，如果沒有做好保暖，血流就會變得緩慢，連帶地覺得全身發冷。而且比起身體其他部位，這三個部位的血管比較靠近皮膚，所以容易感覺寒冷，體感溫度也會急速下降。

這三個部位的血管當中，通過脖子的動脈特別粗，所以只要脖子做好保暖工作，大量溫暖的血液就會流到全身，達到禦寒的效果。因此，冬天外出時最好圍上圍巾等保暖衣物，不要讓脖子受寒了。同樣地，手腕和腳踝最好也要包起來。手腕的部分可以戴上手套，跟袖子之間不要留有縫隙。腳踝最好穿上長襪或長靴、襪套等，小心做好保暖措施。尤其冬天絕對不能光著腳丫。

一般人都認為只有冬天需要禦寒，事實上在夏天也需要，特別是長時間待在冷氣房的人，更要做好保暖。這是因為冷氣房和室外溫度一旦相差5度以上，就很容易引發「冷氣病」。身體太冷會使得調節體溫的自律神經失調，恐怕會造成免疫力下降。因此，如果長時間待在冷氣房，最好選擇方便穿脫的上衣，或是準備一條小毯子蓋住膝蓋，小心做好身體保暖。

長時間維持同一個姿勢也會造成血流不順

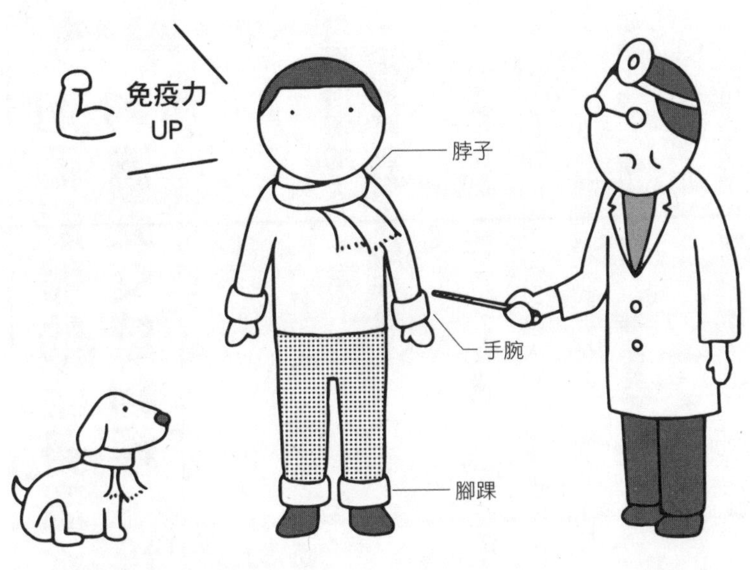

暢。久坐辦公的人，最好盡量每30分鐘就站起來，做點伸展運動或是原地踏步，活動一下身體，讓自己能夠從體內溫暖起來。

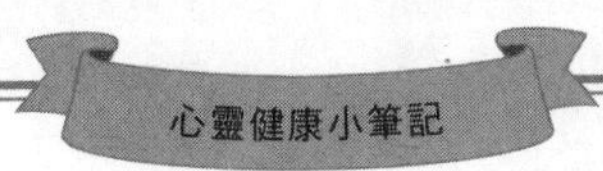

防止冰冷
坐著也能做的伸展運動

坐著也能做些簡單的伸展運動，例如腳後跟上下擺動。動作只要腳後跟和腳趾上下擺動就行了，兩邊各做10下。另一個同樣有效的伸展運動是腳趾保持朝上，膝蓋打直，把整隻腳往上抬。大家可以趁著工作空檔多做這些運動，促進血液循環。

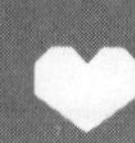

泡個舒服的全身溫水浴，刺激副交感神經，提升免疫力

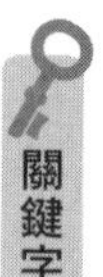

關鍵字

體溫＋4度泡10分鐘

花個十分鐘泡個舒服的澡。根據日本新潟大學榮譽教授安保徹的定義，泡澡最理想的水溫為「體溫＋4度」。換言之，由於人體的體溫大多是36度左右，因此水溫只要設定在40度上下就行了。像這樣感覺不太燙的水溫，更能刺激副交感神經。另一方面，長時間泡在42度以上的熱水中也會造成交感神經過度刺激，引發血壓上升，血管處於緊張狀態，血流變慢，使得溫度沒辦法傳到全身。原本打算暖和身體，卻

習慣淋浴的人一定要試試泡澡的好處！

想要快速提高體溫，最有效的方法就是洗澡，因為微溫的熱水可以讓人打從身體裡溫暖起來，活化免疫細胞，瞬間提升免疫力。不僅如此，還能藉由大量出汗排除身體裡的老廢物質，具有排毒的功效。

如果想達到更好的效果，最好的方法就是

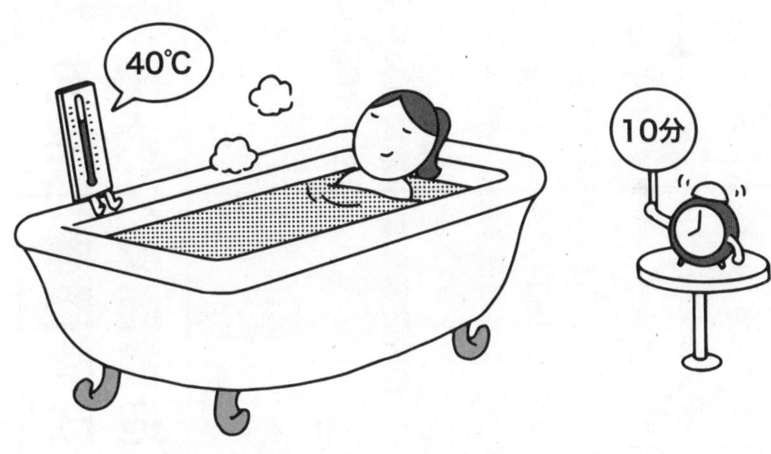

可能反而造成體溫下降。不過這些溫度都是僅供參考，只要泡起來不會太燙、感覺舒服就行了。另外，一旦覺得頭暈，就算還泡不到十分鐘，也要趕緊起來，千萬別勉強繼續泡下去。

心靈健康小筆記

泡半身浴溫暖身體 悠閒地放鬆身心

有空的時候不妨泡個半身浴，用38度左右的水溫，泡個半小時到一個小時，聽聽音樂或看看書，放鬆的效果好過泡全身浴。別忘了給肩膀披一條毛巾，避免上半身太冷，還要適時補充水分。

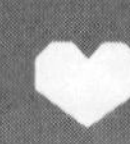

充足的睡眠能改善自律神經，睡太久反而會造成免疫力下降

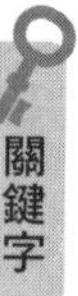

關鍵字　7～9小時的睡眠時間，嚴禁補眠

身體自然的睡眠節奏。想要改善自律神經、提升免疫力，最理想的睡眠時間雖然因人而異，不過大約是7～9個小時。基於這一點，最好的方法就是在凌晨之前上床睡覺。經研究證實，凌晨之前睡覺能增加體內對抗病毒和細菌的淋巴球數量，提升免疫力。另外，活化細胞的生長激素在凌晨兩點左右分泌最旺盛，讓自己在這個時間進入非快速動眼期，效果更好。

睡眠時間如果太短，交感神經會持續處於

除了睡眠不足 睡太久也會造成自律神經失調

白天活動，到了晚上想睡覺。這一整天的晝夜節律，靠的是身體自律神經的作用。自律神經分為緊張模式的「交感神經」，以及休息模式的「副交感神經」。白天由交感神經負責協助身體活動，到了晚上再轉換成副交感神經處於優位，讓人放下緊張，產生睡意。這就是

睡眠時間與自律神經的關係

6小時以下

交感神經持續處於興奮狀態，免疫力下降

7～9小時以下

自律神經達到平衡，免疫力提升

9小時以上

副交感神經過度作用，人沒有活力，免疫力下降

緊張興奮的狀態，導致免疫力下降。既然如此，只要睡久一點，就能提升免疫力嗎？事實上絕非如此，睡太久會讓人感覺更疲倦、無力。這樣的長時間睡眠會使得副交感神經長期處於優位，影響到免疫力。補眠就更別說了，只會帶來反效果而已。

心靈健康小筆記

配合季節 調整起床時間

「日出而起，日落而息」是最理想的狀態，無奈這對現代人來說實在太難了。不過建議大家可以配合季節調整生活步調，例如夏天太陽起得早，就提早一個小時起床，冬天則晚一個小時。上床時間也要跟著前後調整一個小時。

mental ni
iikoto
chou taizen

自律神經可以自我控制！慢慢吐氣，讓自己自然進入睡眠

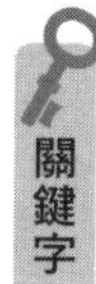

關鍵字

好眠呼吸法

失眠、高血壓、糖尿病等改善體質的呼吸法

自律神經一直被視為不受自我控制，不過近年來的研究已經證實，人可以靠呼吸來控制自律神經。「好眠呼吸法」就是利用這套理論研發出來的方法，被認為可以調整體質，進而改善失眠問題和高血壓、糖尿病等各種疾病。

人在吸氣的時候，是交感神經在作用，吐氣則是副交感神經的作用。很多疾病都是交感神經過於旺盛所引發，而副交感神經則活躍於睡覺和放鬆的時候，因此又被稱為「休息的神經」。換言之，只要使副交感神經發揮作用，就能改善身體不適。這就是「好眠呼吸法」的原理。

首先，把注意力集中在肚臍下方約3～10公分處的「丹田」，然後慢慢吐氣。等到身體裡的氣全部吐出來之後，再大口吸氣。這個動

解決失眠問題的「好眠呼吸法」

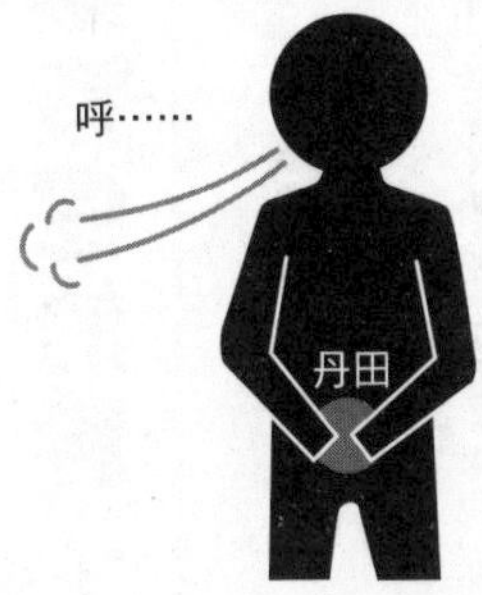

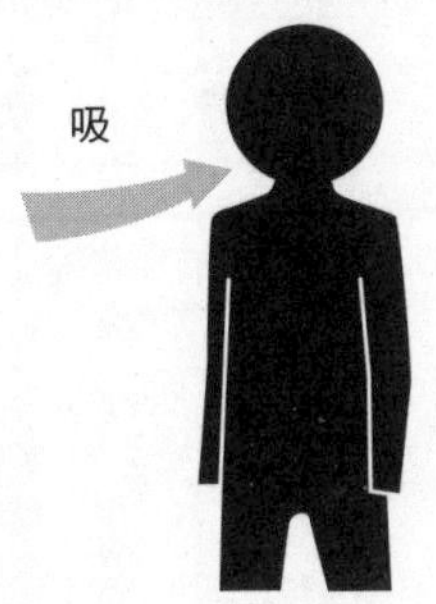

1　把注意力集中在肚臍下方的丹田，盡可能地慢慢吐氣。

2　身體裡的氣全吐出來之後，再大口吸氣。

作躺著或站著做都行。睡不著的時候，可以躺在床上做這個動作，當成是入睡前的準備儀式。

每天大概花一個小時做這個動作，或是分成5～6次，有空就做個10分鐘，或是早晚各做30分鐘也行。

心靈健康小筆記

這樣就能睡著！光靠呼吸就能解決失眠問題的「4-7-8呼吸法」

美國亞利桑那大學醫學系的安德魯・威爾教授（Andrew Weil）創立了一套「4-7-8呼吸法」，光靠呼吸就能讓人想睡，蔚為話題。方法是閉上嘴巴，用鼻子吸氣的同時在心裡默數到4，然後屏住呼吸默數到7，最後再吐氣，默數到8。

mental ni
iikoto
chou taizen

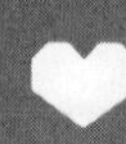

不適合的枕頭也會造成自律神經失調！讓疲憊的脖子好好休息吧

關鍵字　適合自己脖子的枕頭

不適合的枕頭，自律神經長時間受到壓迫，會使得交感神經處於興奮狀態，造成動脈收縮，血流不順暢，引發肩頸僵硬、頭痛、暈眩、噁心、失眠等症狀。長期受睡眠障礙之苦的人，很多只要更換枕頭，問題就獲得解決。可見枕頭是直接影響睡眠品質的關鍵。

挑選枕頭的時候，最好選擇可以穩定後腦勺、高度不會對脖子造成負擔的枕頭。中間凹陷的枕頭可以幫助穩定後腦勺，至於高度方

不適合的枕頭會造成壓迫　引發肩頸僵硬、頭痛、噁心和失眠

枕頭的功用原本是讓疲憊的脖子獲得休息，可是如果用了不適合的枕頭，別說是休息了，可能只會不斷危害健康。因為脖子部位有許多重要的神經通過，一不小心就很容易造成傷害。

其中最容易受到影響的是自律神經。用了

如何挑選適合自己脖子的枕頭？

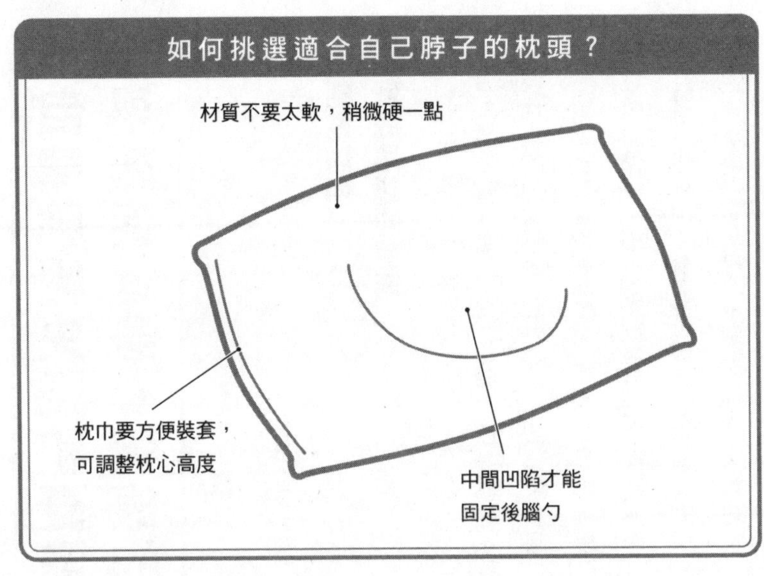

面，基本方法是挑選比躺起來覺得輕鬆的高度再稍微低一點。有些枕頭可以自由調整高度，可以先嘗試各種高度對脖子造成的負擔後再決定。四十歲以後比較適合硬一點的枕頭。另外，尺寸最好挑選大一點的，即便翻身也不會掉下枕頭。

心靈健康小筆記

日本從彌生時代就有枕頭？令人意外的遠古枕頭

日本在2000年於福井縣清水町的甑谷間遺址中，發現全日本最古老的枕頭。雖說是枕頭，其實是棺木中為死者準備的東西，是否曾實際使用於生活中，目前仍不得而知。

自律神經失調和憂鬱症也能輕易獲得改善！早起促進身心健康的神奇功效

關鍵字　早起的習慣

不必刻意勉強 慢慢養成早起的習慣

雖然大家從小就被教導早睡早起身體好，可是現代人的工作動不動就加班，或是聚餐喝酒到三更半夜。晚上如果不睡覺，交感神經會一直處於優位，副交感神經無法確實發揮作用，打亂自律神經。這就是引發自律神經失調和失眠、憂鬱、腸胃道不適等各種疾病的原因。熬夜可以說正是「百病之源」。如果想找回健康，最好的方法還是早起。身體從副交感神經切換到交感神經的時間大約是在早上5點左右，所以這個時間起床是最好的。

不過，如果已經習慣8點起床，突然間要5點就起床實在太困難，讓人一下子就遭遇挫折，就算想追求健康也會失去動力。想輕鬆養成早起的習慣，可以先試著把現在的起床時間提早30分鐘，習慣之後再往前提早30分鐘。用

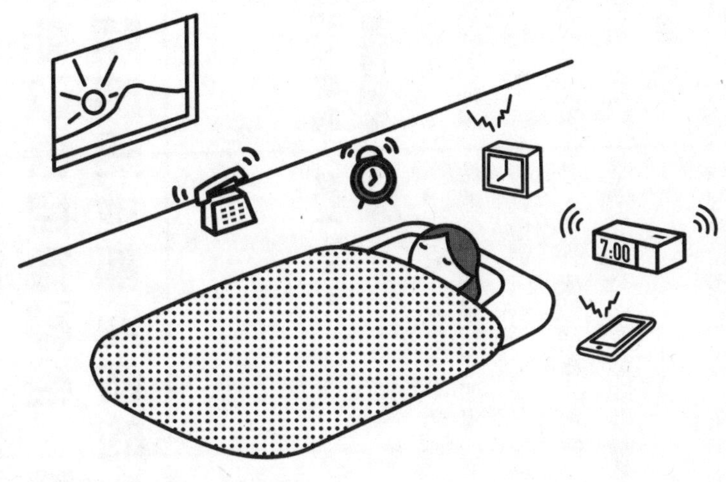

這種方式循序漸進地把起床時間提早到5點。如果還是做不到，一個星期早起一天也行，靠著成就感一步一步慢慢改變生活吧。

心靈健康小筆記

真的有「晨型人」和「夜型人」嗎？

睡眠和清醒都跟體溫變化有關。體溫上升，人就會醒過來，體溫下降就會想睡覺。一般來說，夜型人體溫上升和下降的時間點，比晨型人要晚了好幾個小時，所以才會造成這類型的人就算想早點睡也睡不著。

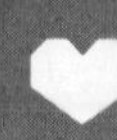

能改善自律神經、調節體溫！隨時隨地都能做的「捲舌呼吸法」

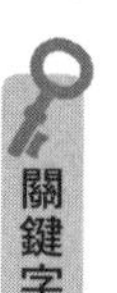

捲舌呼吸法

以腹式呼吸吸入氣（prana）消除身體煩惱

很多人都說，做瑜伽的時候只要把專注力擺在呼吸上，「疲勞就會消失」、「感覺身體變輕盈」。甚至很多人在養成做瑜伽的習慣之後，精神上的壓力全消失了，連血壓問題都能獲得改善。

這些變化都是瑜伽呼吸法的功勞。在瑜伽當中，吐氣時會將體內多餘的能量排出，吸氣時再重新吸入氧氣和氣（prana，宇宙生命之氣）。這就是所謂的腹式呼吸，可以刺激主宰放鬆的副交感神經，使肌肉放鬆，血管擴張，血流變順暢，養分和氧氣能順利傳到全身。如此一來手腳冰冷和水腫、肩頸僵硬的問題也能迎刃而解。

「捲舌呼吸法」正是瑜伽呼吸法的其中一種。只要端正姿勢，胸口打開，自然可以消除

捲舌呼吸法

把舌頭捲起來，露出舌尖約1公分，從舌頭中間吸氣，想像把氣往肚子裡囤。

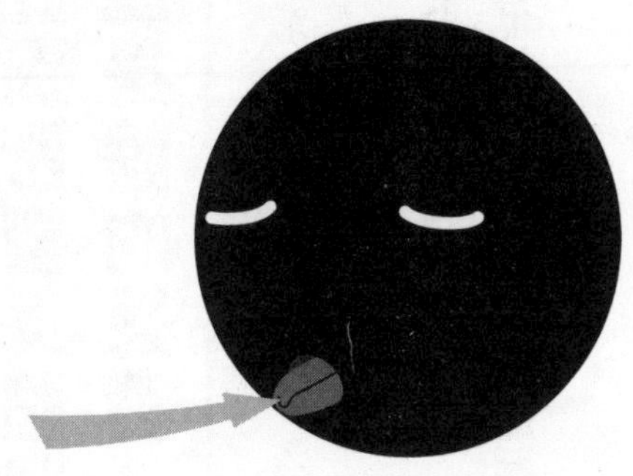

不會捲舌的人可以做出「一」的嘴形，舌頭貼著下排牙齒，從上下輕輕咬合的齒縫間吸氣吐氣。

內臟受到的壓迫，橫膈膜的移動變得更靈活。

另外，吐氣時間比吸氣久能促進身體分泌安定心情的荷爾蒙。這種呼吸法不僅能調整自律神經，對免疫力低下也有改善的作用。覺得身體不舒服，或是心情覺得焦躁不安的時候，不妨試著做做看吧。

心靈健康小筆記

呼吸時吸入身體裡的「氣」到底是什麼？

瑜伽稱「prana」（氣）為「生命能量之源」，而「pranayama」則是呼吸法的意思，指練習控制呼吸。這裡指的「氣」不是氧氣或空氣，而是眼睛看不見的「生命能量」的意思。

mental ni
iikoto
chou taizen

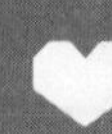

氣壓會影響身體狀況和心情，傾聽身體的聲音，不勉強自己

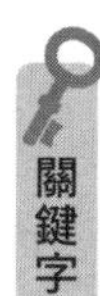

關鍵字　低氣壓、季節變化

天氣會影響自律神經的作用
濕氣帶來的低氣壓與副交感神經的關係

相信很多人都有這種經驗，「每到下雨就覺得心情悶悶的」，或是「陰天總是覺得整個人懶洋洋的，不想動」。其實天氣跟人的身體狀況有很密切的關係，因為天氣會影響自律神經，而自律神經正是維持人體免疫功能非常重要的系統。其中的關鍵就是「氣壓」。濕氣重，氣壓就偏低；濕氣少，氣壓就高。最容易感覺身體不舒服的，就是濕氣重、氣壓低的日子。

濕氣重之所以容易身體不舒服是因為，濕氣重通常可吸入的氧氣比較少，容易刺激副交感神經的作用，使人陷入低迷。副交感神經雖然會讓人心情放鬆，不過一旦在應該充滿幹勁的交感神經產生作用的白天居於優位，就會讓人失去幹勁和動力。因為硬是勉強正在休息的身體動起來，只會白白消耗體力，變得更不想

氣壓變化引發身體不舒服的過程

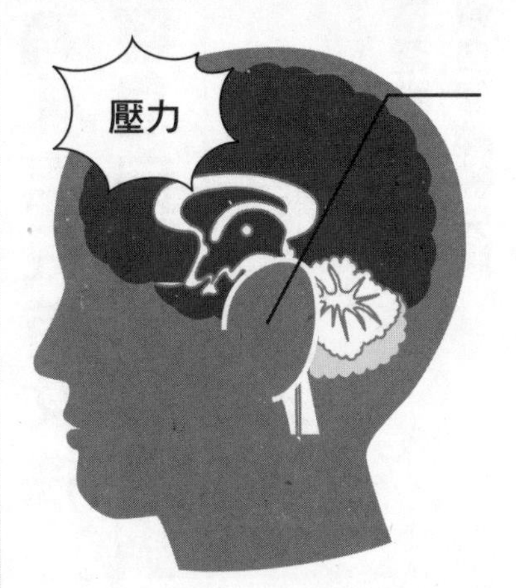

氣壓改變，耳朵裡的「氣壓偵測器」察覺到「身體不舒服」

▼

大腦變得混亂，交感神經亢奮作用

▼

內耳血流不足→暈眩

▼

刺激痛感神經→偏頭痛、關節痛

動而已。相反地，濕氣少、乾爽的氣候，大氣中的氧氣也會增加。身體吸入的氧氣多，交感神經自然會變得更活躍，也就是人變得更有幹勁。這就是為什麼晴朗乾爽的大好天氣會讓人心情好的原因。

日本四季分明，季節帶來的氣壓變化也比較大。不過只要瞭解每個季節的特性就不必擔心。首先，春天是氣壓漸漸降低的季節。隨著副交感神經處於優位，很容易引起過敏等症狀。夏天的氣壓普遍偏低，容易感覺身體不舒服。秋天氣壓會慢慢變高，到了冬天，高氣壓就會開始刺激交感神經。不過有時候寒冷也會造成免疫力下降，要特別小心。另外，季節轉換之際，氣壓也會跟著改變，要隨時留意做好身體照護才行。

mental ni
iikoto
chou taizen

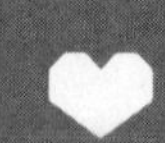

為什麼只有女性容易自律神經失調？

關鍵字 自律神經失調

荷爾蒙紊亂會引發自律神經失調

從性別來看，自律神經失調幾乎都發生在女性身上。這是因為男女失調荷爾蒙分泌的節奏有很大的差異，男性在青春期會大量分泌荷爾蒙，一直到初老期才會穩定下來。另一方面，女性則是在初潮期開始分泌荷爾蒙，每個月的生理期，荷爾蒙平衡都會產生變化。除此之外還有懷孕、分娩、哺乳、停經等，一生中會經歷數個荷爾蒙分泌的高峰。變化多就意味著平衡失調的機率也跟著變多，所以才會引發自律神經失調的問題。尤其在性荷爾蒙分泌低下的更年期，自律神經失調會更容易以更年期障礙的方式表現出來。症狀大致可分為兩大類，一類是全身性、精神方面的症狀，另一類是末梢自律神經失調症狀。

不過，實際上不只荷爾蒙失調，性格和氣

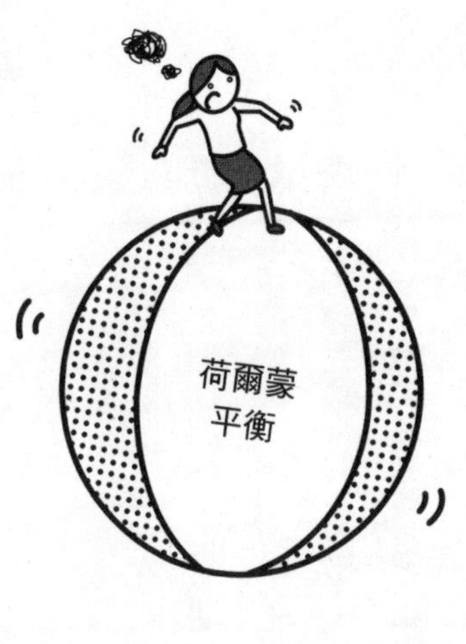

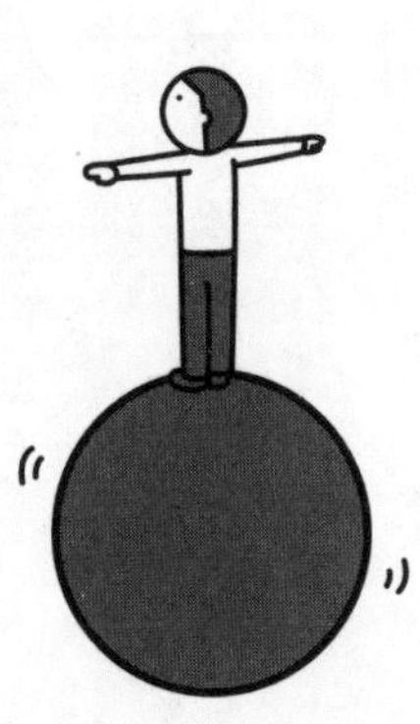

候、壓力、體質等的影響也很大。以壓力來說，在感覺到壓力的時候，自律神經中樞和荷爾蒙中樞會合力採取防禦以抵抗壓力。這時候一旦失去平衡，很快地自律神經也會受到波及。所以有些人會將女性荷爾蒙失調引發的自律神經失調稱為「女性荷爾蒙失調症狀」，以作區別。

心靈健康小筆記

更年期障礙是自律神經失調之一

自律神經失調好發於女性，而且治療的難易度更高。冬天發生的機率高於夏天，季節交替之際也很容易發生。這是因為氣候不穩定會容易造成自律神經失調。更年期障礙也是自律神經失調症之一。

容易引發自律神經失調的時間點是可以預測的

女性的自律神經最容易出現紊亂的時間點，通常是在分娩後、生理期前後及更年期。舉例來說，分娩後除了荷爾蒙分泌出現變化以外，生產後的虛脫感和育兒帶來的焦慮等，都會影響到自律神經。同樣地，習慣性流產和墮胎雖然也會引發自律神經失調，不過一般認為受到罪惡感和心理創傷的影響也很大。

很多人都有「經前症候群」的煩惱，生理期前後會出現各種醫學上原因不明的身體症狀。生理期前的黃體期是交感神經處於優位，生理期後的卵泡期則為副交感神經處於優位。這個荷爾蒙平衡一旦被打亂，自律神經馬上會受到影響。

自律神經失調的症狀，以更年期障礙最常發生。45～50幾歲的女性，荷爾蒙分泌的狀況會出現巨大變化，包括卵巢功能衰退，造成卵巢分泌的女性荷爾蒙減少，相對地腦下垂體分泌的促性腺激素急劇上升。這些都會影響自律神經中樞，引發自律神經失調。

但是，自律神經並非只會受到荷爾蒙平衡的影響，受到性格和體質等各方面的影響也很大。例如有的人總是眉頭深鎖，整天煩惱個不停；有些人個性過度擔心，老愛自尋煩惱；有些人對健康過度敏感。還有很多現代人都有親子、夫妻關係、工作等各方面的煩惱，平時不妨多和朋友往來，或是藉由運動來排解壓力。

自律神經失調

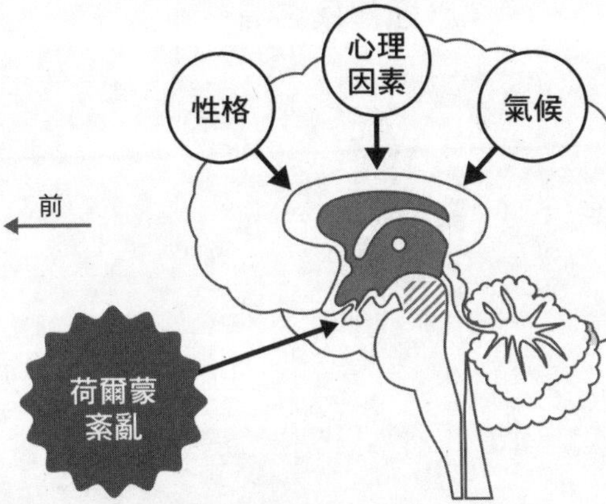

精神及身體的症狀

- 精神症狀 —— 焦躁、不安、提不起勁、憂鬱
- 身體症狀 —— 容易疲憊、失眠、食慾不振

末梢自律神經失調症狀

- 眼睛 —— 眼睛疲勞、眼睛痛
- 喉嚨 —— 喉嚨卡卡、喉嚨不舒服
- 肌腱、神經 —— 頭痛、頸部疼痛、肩頸僵硬、胸痛、背部疼痛、四肢疼痛
- 心臟、血管 —— 心悸、胸口壓迫感、暈眩、站起來頭會暈、手腳發麻、潮熱、手腳冰冷
- 支氣管、肺 —— 呼吸困難
- 胃、腸、膽囊 —— 噁心、胃不舒服、胃痛、便秘、腹瀉、膽囊痛
- 膀胱 —— 頻尿、排尿疼痛

心理健康名言

心理圍牆
不是對方打造出來的，
是自己。

哲學家

亞里斯多德

第 3 章

壓力來自工作?!

工作效率倍增！
職場壓力的應對方法

會精神騷擾、職場霸凌的主管，愛操心的同事，
不會看臉色的下屬，無理要求的客戶……
把這些壓力全部拋開，好好提升工作效率吧！

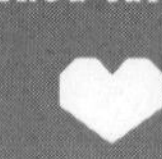

工作壓力的主因是「人際關係」！愈害怕只會愈痛苦

關鍵在於有沒有照顧自己的能力

說到工作上的煩惱，其實非常多。高壓的主管讓人每天戰戰兢兢、被不講理的客戶使喚、下屬什麼事都做不好，只會增加自己的負擔……不同工作、不同行業、不同職位之間雖然各有差異，但是仔細分析工作煩惱的原因，幾乎都是「人際關係」。

關鍵字 人際關係的煩惱

雖然大部分的煩惱都來自人際關係，不過工作上的人際關係由於限制也很多，經常會出現「雖然可以理解，但是心情上無法接受」、「表面上跟心裡想的不一樣」的情況。煩惱可以說來得容易，去得難。

不喜歡跟人往來，不擅長人際關係。這種心情每個人都有，可是如果抱著這樣的心情跟人往來，壓力會愈來愈大，甚至在不自覺中跟對方關係變差，給自己帶來麻煩。因此，面對

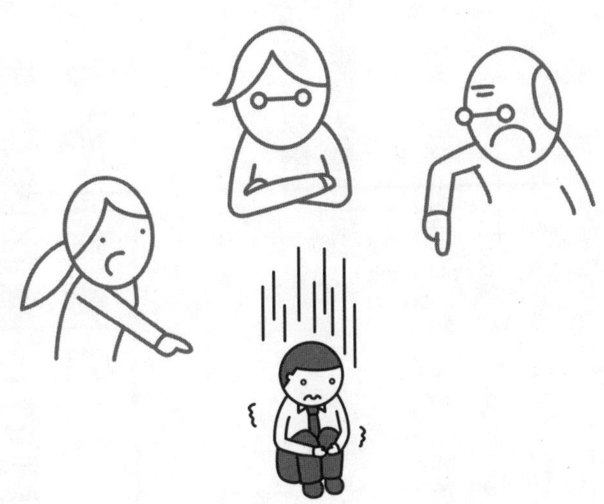

工作上的人際關係，最重要的是不要排斥，要懂得切換自己的心情，不要覺得自己就是不擅長。遇到不合理的事情時，能不能照顧到自己的內心，也關係到工作是否能順利進行。

心靈健康小筆記

86%的上班族都有工作壓力！

根據網路市調公司Macromill的調查，86%的上班族多少都有工作壓力。其中有57.7%的人壓力是來自於「職場上的人際關係」。

mental ni
iikoto
chou taizen

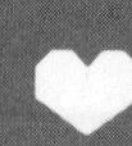

靠調整音量&自動翻譯克服工作壓力

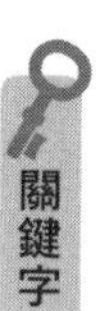

關鍵字　大腦的切換能力

忍耐終究有限度 懂得應對才是上策

每個人都有工作壓力，如果只會一味地配合對方，不停給自己增添壓力，情況並不會往好的方向發展。最好的辦法還是要懂得應對。

舉例來說，假設對過去受到的指責和中傷耿耿於懷，甚至影響到工作，這時候可以想像大腦裡有兩個音量鍵。右邊的按鍵可以把不想聽的事情降低音量，左邊的按鍵可以把想聽的事情提高音量。自己可以在大腦裡同時操控這兩個按鍵，遇到想聽的話就提高音量，不想聽的話就降低音量。隨時視情況來決定哪些是想聽的話，例如「我很期待你的表現」、「是你的話我就可以放心交代」等。

另外，遇到動不動就生氣的人，可以想像大腦裡有一台自動翻譯機，把重點擺在對方心裡真正的想法。會抱怨的人，其實內心都是抱著「期待」，所以只要透過自動翻譯機聽出對方的真心話就好。想法改變了，看待對方的態度自然也會跟著改變。

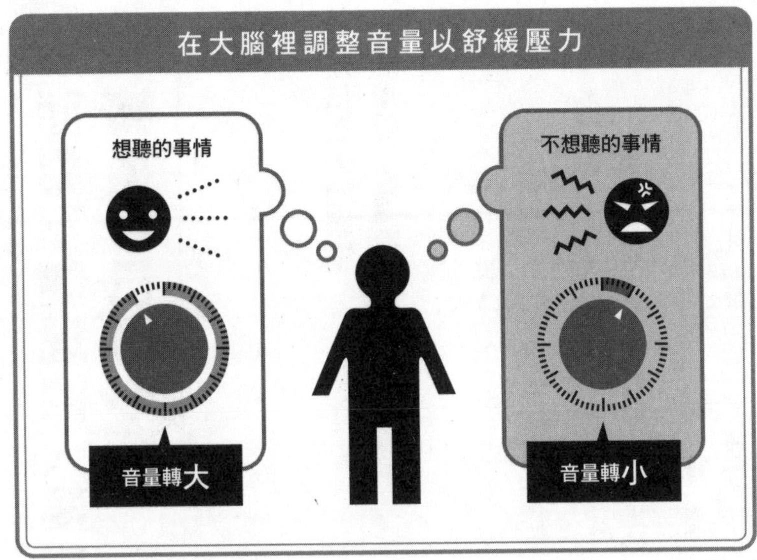

心靈健康小筆記

說不出口的不甘心和憤怒就寫下來吧

沒辦法跟對方說的不甘心，可以試著寫下來，寫完就撕掉。這麼做因為情緒已經達到發洩，所以心裡的芥蒂自然會消失，又不會破壞人際關係，可說是一舉兩得。

面對不講理的人要想像對方的苦衷，轉換自己的心情

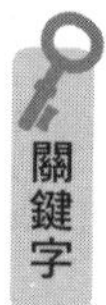

關鍵字　改變自己的想法

沒辦法改變的事物冷靜接受才是贏家

每個人的個性不同，有的主管動不動就生氣罵人，情緒失控。有的前輩老是把功勞往自己身上攬，失敗都是別人的錯。即使對方行為再惡劣，如果試圖想改變對方的個性，只是給自己徒增壓力。因為人不是輕易就能改變得了，與其如此，不如改變自己的想法比較快，而且更有建設性。

對於討厭的人，最有效的方法就是想像對方的苦衷。舉例來說，假設對方拿不合理的理由罵人。如果只是一味地忍耐，只會給自己帶來壓力。所以這時候就可以試著想像對方的苦衷，像是「他說不定在家裡毫無地位，還遭受老婆的冷暴力，過得很痛苦」，或是「他可能被上頭長官唸，壓力也很大吧」之類。你當然不會知道這些是不是事實，不過這並不重要。

再討厭的人，都要理解他也有苦衷

透過這樣想像，不僅不會再生氣，甚至還會開始同情起對方。重要的是「心態的轉換」，只要不受對方的情緒和言行影響，遇到有壓力的情況也能安然度過。

心靈健康小筆記

滿口惡言的人大多不會記得說過的話

很多人都曾被主管或前輩的言語霸凌對待過。不過，這些到最後很多都是「情緒性的發洩」，當事人要不就是沒有惡意，要不就是說過就忘了。聽的人如果太在意就輸了，還是趕緊轉換自己的心情吧。

聽話、順從，卻反倒被罵?!注意自己的人際反應模式

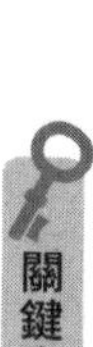

人際反應

自己的態度會影響對方的反應

「人際溝通分析」是一套心理學的人格理論，創始人是精神科醫生艾瑞克．伯恩（Eric Berne）。他把人際關係中，自己的態度和對方反應的變化，整理出一套模式，稱之為「人際反應」。根據這套理論，只要改變自己的態度和應對方式，對方的反應就很有可能也會跟著改變。伯恩將人的態度分為五大類，並針對每一類所可能引發的對方反應提出說明。

舉例來說，如果自己的說話態度是嚴厲批判型（CP），對方很有可能會做出順從或反抗的反應（AC）。假設自己態度溫和（NP），對方就會表現出真實的自己（FC）。如果自己說話冷靜沉著（A），對方同樣也會冷靜沉著地做出回應（A）。假設自己天真地展現自我（FC），就能引發對方的溫柔（N

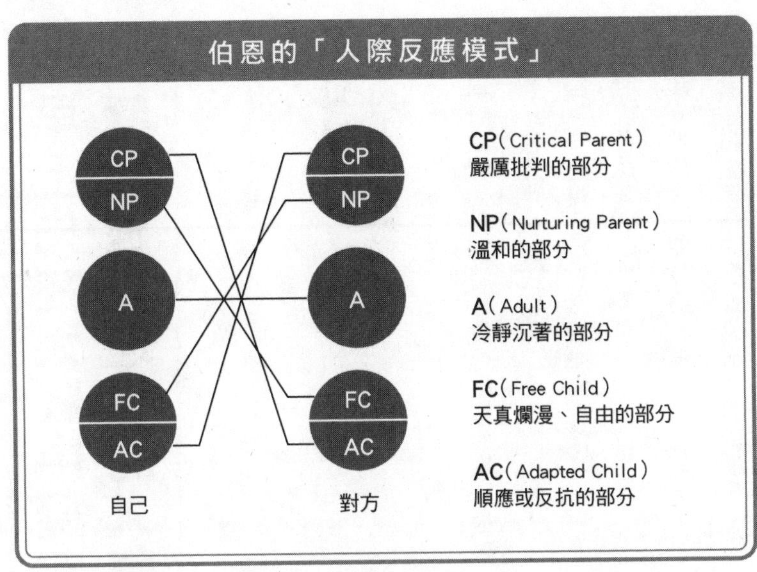

P）反應（或是也做出天真的回應）。

那麼，如果自己表現出順從（AC）的態度呢？事實上，這種態度會引發對方嚴厲批評的性格（CP）。

態度順從最典型的表現就是彎著腰、畏首畏尾的，不管對方說什麼都唯命是從。如果發現自己老是這樣，或者只有自己總是被罵，最好就要調整自己的姿勢，冷靜地分析狀況。說話口齒清晰，完整表達清楚，如此一來對方的態度也會變得冷靜（A），這樣應該就能減少無故挨罵的機會了。

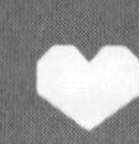

早上先在大腦中擬定策略，就能建立理想的人際關係

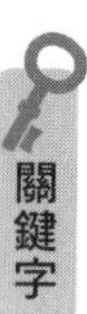

人際關係模擬

事先模擬理想的人際應對

跟討厭的人見面時，自己心裡的擔心很容易會在不自覺中被對方察覺。面對討厭的人，就算告訴自己要忍耐，忍耐終究也有限度。這時候到底該怎麼做才好呢？

建立理想人際關係最簡單的方法就是，先在大腦中擬定策略，想像當天要見面的人，自己想跟對方建立什麼樣的關係、怎麼做才能達到這樣的目標，針對這幾點具體地制訂出辦法，並且寫下來。例如跟對方達成合作、完成工作目標，或是跟團隊夥伴一起完成工作，或是和主管有說有笑地聊天等。要怎麼做才能接近這些目標？又有哪些事是不能做的？這些全部都要想清楚。見了面之後先微笑打招呼，仔細聽對方說話，並做出正面回應。這麼一來就能抑制本能反應，有意識地控制無意識的自

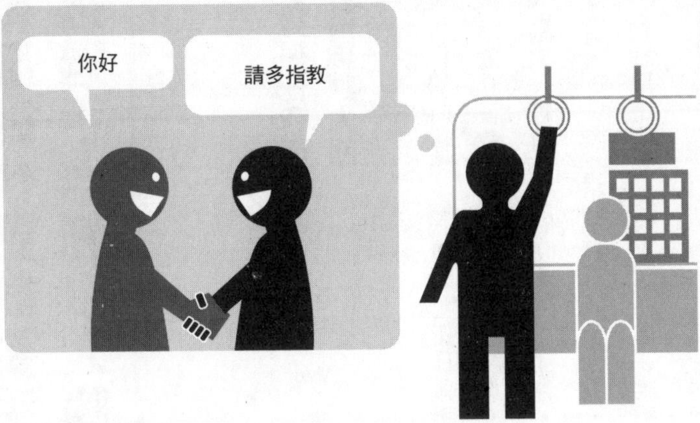

己。用這種方式就能建立理想的關係，或是改善關係。

利用通勤時間擬定策略，打造完美人際關係

你好

請多指教

心靈健康小筆記

利用出門前十分鐘
整理公事包
大腦也能跟著做整理

不管在家或是公司，外出前利用十分鐘整理公事包，可以達到刺激大腦的目的。因為迅速判斷哪些東西需要、哪些不需要，會讓大腦頓時變得清醒。跟大腦策略會議一起進行效果更好。

電腦時代更需要手寫！透過手寫刺激大腦，紓解壓力

自告奮勇擔任會議記錄 藉由書寫鍛鍊大腦

如果可以隨時保持大腦清晰，工作效果一定可以大幅提升，做起事來不再拖泥帶水，所以不會有壓力，也有充分的時間可以休息。只不過，大部分的人都是忙到無暇鍛鍊大腦。既然如此，就利用工作的時候刻意多多「動手寫字」吧。

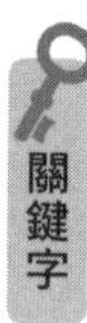

關鍵字 手寫活化大腦

現在很多人都是用電腦、手機來安排行程、做筆記。事實上用電腦打字，身體只有固定的部位在活動，很難達到鍛鍊大腦的作用。

相反地，用原子筆或鉛筆寫字，大腦就必須注意很多細節，包括手部動作要更精細，筆觸要有強弱之分，還要區分英文字母、國字、數字等。這些都可以刺激大腦，達到鍛鍊的目的。

開會時可以自告奮勇擔任會議記錄，哪個人發言、說了什麼，將耳朵聽到的內容正確、

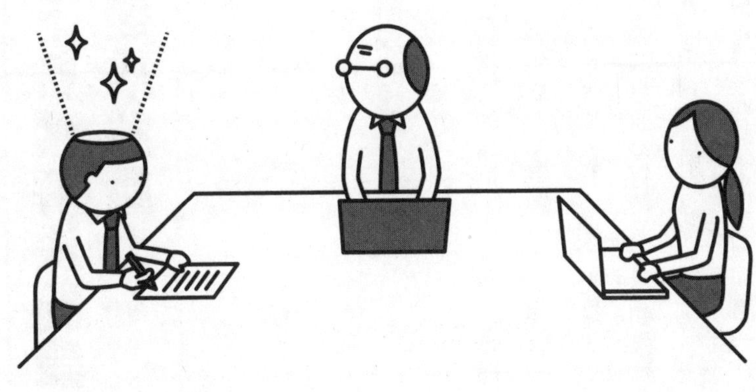

快速地記錄下來，藉此活化大腦。工作還能順便鍛鍊大腦，這麼好的事情，當然一定要試試看。

心靈健康小筆記

好好寫字
也有冷靜的效果

覺得很煩、靜不下來的時候，不妨試著像寫書法一樣慢慢地寫字。止筆，勾筆，撇筆，透過專心寫字，心情也會跟著靜下來。就算不用毛筆，用原子筆或鉛筆也可以。

mental ni
iikoto
chou taizen

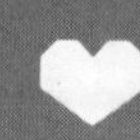

寫下各種解決問題的辦法，迅速排解壓力

關鍵字　九宮格筆記

寫下來 就能找到解決的辦法

遇到問題或擔心的事情，一直放在心裡只會帶給自己更大的壓力。思考「該怎麼辦」，才是積極的解決方法。只不過，光是在腦子裡想，很多時候只是原地打轉。可是如果寫下來，說不定就能想到更有用的點子。

行為習慣專家佐藤傳指出，利用「九宮格」可以激發更多想法。把想解決的事情寫在九個格子的正中間，周圍的八個格子再一一填入解決辦法。根據佐藤傳的說法，條列式的寫法頂多只能激發出三種辦法。可是利用九宮格，填滿格子的欲望會促使人寫出八種辦法。另外，先依照「下↓左↓上↓右」的順序填寫，剩下四個角落的空格再根據旁邊已經寫下來的辦法去做聯想，會更容易想到新的點子。

這種方法的好處是，不只光是用腦子想，

解決問題、激發點子的「九宮格筆記」

不做應該隔天再處理的工作	把可以交付的工作交給別人去做	早上到公司先安排好整天的工作行程
為所有事情都設定好完成日期	如何減少加班，早點下班回家？	早上提早30分鐘出門
跟從不加班的同事學習	確實做到對上司的報告、聯絡、討論	早上6點起床

把想到的解決辦法寫下來，可以促使自己用客觀的角度思考該怎麼做。也可以讓自己改變心態，下定決心「先從自己辦得到的去嘗試」。

心靈健康小筆記

把「該做的事」設定成「想做的事」

如果把一整天要做的事情看作「非做不可」，難免會有「被迫」的感覺而產生壓力。與其這麼想，不如把它當成「自己想做的事」。這麼一來心態會改變，也會比較有動力去做。

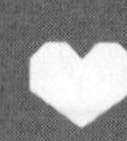

姿勢變好了，心情也會跟著改變?!控制心靈最簡單的方法

關鍵字　透過姿勢調整心態

直視前方讓人心情變好

姿勢和心情有很密切的關係。舉例來說，在公司感覺到壓力太大時，身體很容易呈現垂頭喪氣、駝背的姿勢。這是因為當人不想被罵、不想引人注目而屏住呼吸時，很自然地就會呈現這樣的姿勢。事實上，低著頭彎腰駝背，眼睛盯著地上的姿勢，會讓人提不起勁，也開心不起來。可是如果挺直身子，眼睛看向前方，心裡就不會再想著煩惱的事。

換言之，改變姿勢也可能會連帶地改變心情。當遇到煩惱或壓力的時候，能夠坦然接受壓力、想辦法解決，當然最好。不過在這之前，不妨先試著挺直身體，抬起頭來看向前方。而且不只是坐著，站著或走路的時候也要這麼做。走路時精神抖擻地稍微跨大腳步向前邁，心情會變得更好。這樣的心情，在面對壓力時才有辦法用積極樂觀的態度去應對。

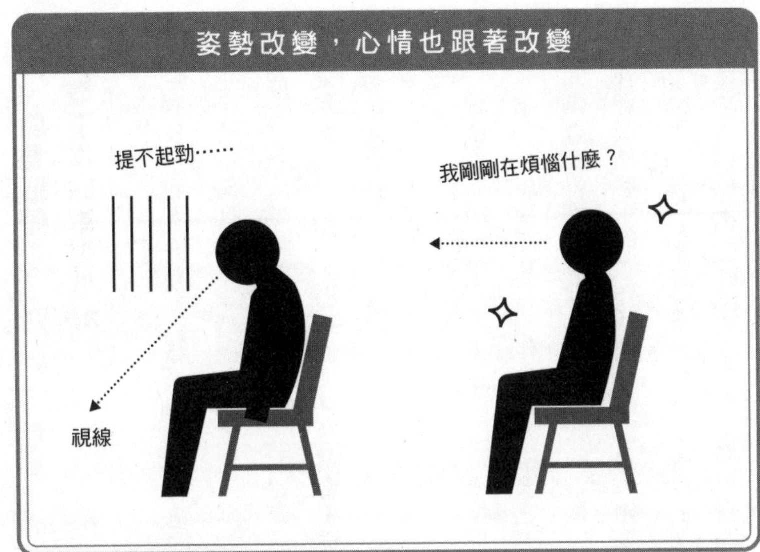

心靈健康小筆記

使用筆電
不僅對姿勢不好
還會造成肩膀和腰部負擔

使用筆電的時候，很多人的身體都會向前傾，或是整個人靠在椅背上。這兩種姿勢對肩膀和腰部都會造成很大的負擔，最好要避免。使用桌上型電腦也要盡量避免呈現這兩種姿勢。

腰痛、肩頸僵硬
會導致工作效率降低30%

坐辦公室的人，幾乎一整天都是盯著電腦看。這麼長的時間一直維持同一個姿勢，對健康也會造成很大的影響。其中很多人都會有肩頸僵硬和腰痛的煩惱，肩頸僵硬甚至還會引發慢性頭痛等症狀，給自己帶來更大的工作壓力。

「健康日本21」推行計畫在二〇一三年進行了一項「疾患與症狀為工作生產力帶來之影響」的調查，得到一個非常耐人尋味的結果。假設在健康狀態下的工作效率為一百分，如果讓受訪者為自己身體不適時的工作效率打分數，腰痛、肩頸僵硬時的生產力平均只有70分，做事的幹勁和專注力最高只有65分，溝通能力甚至只有73分。腰痛、肩頸僵硬造成工作效率大降30%，這對很多人來說應該是很嚴重的問題。

要改善這個問題最簡單的方法，就是改變使用電腦的方法。首先可以在螢幕下方擺放書本或架子，將螢幕墊高至跟視線平視的高度。如果把螢幕橫向分成三等份，最上方的部分要與視線同高，才是最理想的高度，這麼一來人自然會挺直身子。

另一個重點是，鍵盤要擺在膝蓋上方。如果鍵盤擺在桌上，打字時手腕和肩膀都必須提高，這個姿勢很容易造成身體的負擔。將鍵盤擺在膝蓋上方，打字時手腕和肩膀自然放鬆，工作時的身體姿勢會更輕鬆自然。

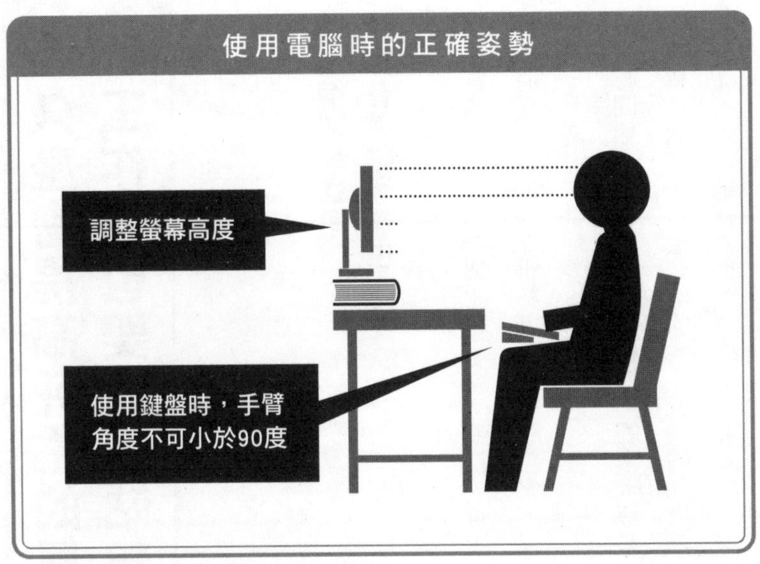

只要注意這幾個姿勢，減少肩頸僵硬和腰痛的問題，專注力就會跟著變好，工作效率也能大幅提升。

心靈健康小筆記

如何改善會帶來疲勞和頭痛的眼睛疲勞

眼睛持續疲勞不只眼睛會不舒服，有時候甚至會引發頭痛和肩頸僵硬等不舒服的症狀。在視覺情報氾濫的現代社會，一定要定期讓眼睛休息，方法是每看20分鐘的電腦就讓眼睛休息20秒，看看6公尺以外的遠方。

mental ni
iikoto
chou taizen

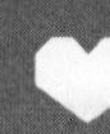

久坐會提高死亡的風險！工作中也要定時站起來走走

關鍵字　久坐的風險

久坐增加死亡率 就算有運動習慣也一樣

冒昧請問大家一個問題，你一天當中有幾個小時是坐著的呢？根據某項統計的結果，現代人一天當中大概有9.3個小時都是坐著，佔了清醒時間約一半左右。可是根據美國南卡羅萊納大學的研究，坐愈久的人，心臟病的死亡風險愈高。就算是有運動的習慣，坐著太久，同樣會增加死亡風險。

澳洲雪梨大學的調查也顯示，一天當中11個小時以上都是坐著的人，即便有運動的習慣，三年內的死亡風險也比一般人高出40％。

為什麼久坐會提高死亡風險呢？美國密蘇里大學哥倫比亞分校的馬克・漢密爾頓（Mark Hamilton）教授指出，久坐會使得脂蛋白脂酶（Lipoprotein lipase，簡稱LPL）這種跟燃燒脂肪有關的酵素停止作用。這種酵素存在於

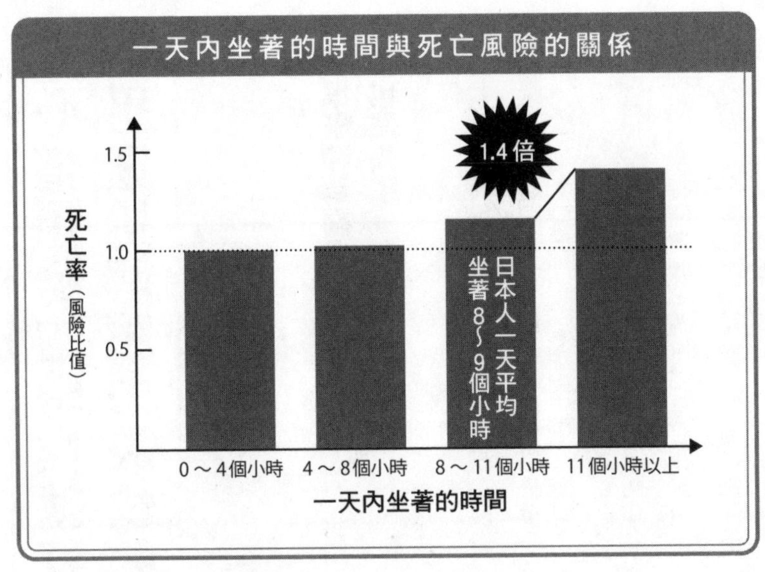

肌肉中，如果長時間坐著，肌肉不會收縮，酵素就不會產生作用。結果導致新陳代謝變差，提高肥胖和糖尿病的風險。所以，工作中最好還是定時站起來走一走，活動一下腳部肌肉吧。

心靈健康小筆記

站著看書
而且邊畫邊看
更容易專心

大家都覺得看書應該要坐著，不過其實站著看書更容易專心。而且還要「邊畫邊看」，看到重點就畫線做記號，這樣不僅專注力會更提升，理解力也會更好。一翻開書就想睡覺的人，一定要試試這個方法！

mental ni
iikoto
chou taizen

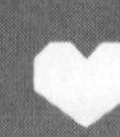

心情煩躁的時候就打掃房間吧！迅速排解壓力最快的方法

關鍵字　透過打掃整理轉換心情

不僅桌子和房間變乾淨了 壓力也消失了

有壓力的時候，任誰都會心情煩躁，沒辦法保持冷靜。時間一久，負面情緒和想法會不斷佔據大腦，長期下來壓力會愈來愈大。

這種時候不應該悶著頭胡思亂想，可以試著整理桌子或打掃房間，讓自己專心在其中。把不要的書整疊綁好丟到垃圾回收區，刷洗手台和浴缸，做下來也是不小的運動量。這些都有助於紓解壓力。

活動身體可以幫助製造一種叫做「β－內啡肽」的荷爾蒙。β－內啡肽又被稱為「天然良藥」，具有舒緩壓力、轉換心情的作用。有些人遇到討厭的事情會靠運動抒發，可以說就是懂得善用β－內啡肽的功效。

重新布置房間或整理抽屜都是一種空間配置的作業，能鍛鍊右腦，達到訓練大腦的作

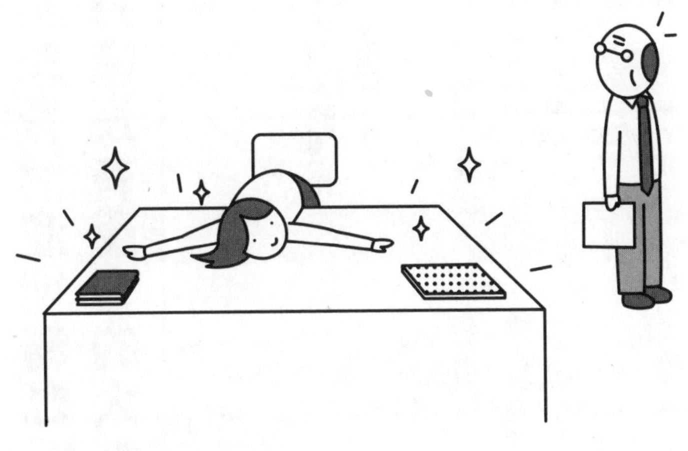

用。如果紓解壓力的同時，大腦也能變得更清晰，而且房間也變得乾淨整齊，當然會讓人想早點跳脫煩惱、猶豫不決的狀態，不是嗎？

心靈健康小筆記

聽音樂能排解憂鬱抒發心情

聽音樂能促進大腦分泌多巴胺。多巴胺又被稱為「快樂荷爾蒙」，可以化解憂鬱，達到抒發心情的效果。可以利用通勤的時間聽聽喜歡的音樂，或是自己演奏樂器，效果更好。

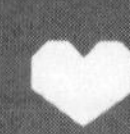

眼球骨溜溜地轉動，打造沒有壓力的大腦

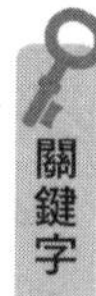

關鍵字　眼球運動

如果在意別人的眼光　只動眼球也OK

部長挖苦的酸言酸語一直停在腦海裡，讓人愈想愈難過；另一半的行為讓人感到受傷……像這樣心情鬱悶、壓力無法擺脫的時候，可以試著做做看「眼球運動」。

先把手指頭放在跟眼睛同高的地方，然後慢慢地左右移動，眼球也跟著一起動。接下來是「從右上到左下」來回3次，然後「從左上到右下」來回3次，眼球同樣也要跟著動。也可以用手指畫一個無限大的形狀，眼球跟著手指移動。

如果是出門在外擔心他人的眼光，手指頭不動，只動眼球一樣有效。大概只要轉動個三十秒左右，應該就會覺得心情變得舒暢許多。

眼球運動是利用眼睛跟大腦的連結關係，

可舒緩心情的「眼球運動」

1

把手指頭放在眼睛的高度。

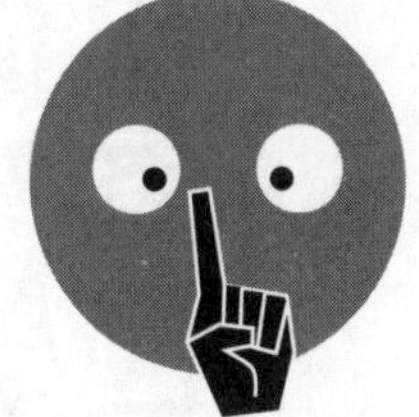

2

手指頭慢慢地左右移動，眼睛跟著手指頭移動。接著移動方向變成「從右上到左下」和「從左上到右下」，各來回3次，眼睛也要跟著移動。

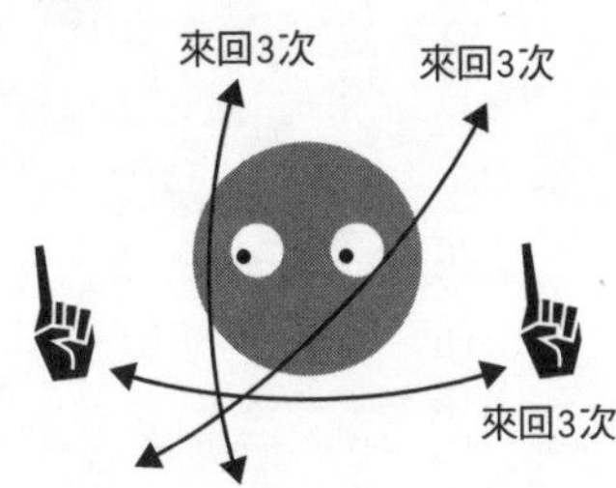

使受困的記憶獲得紓解。藉著活動眼球，讓討厭的記憶稍微減輕壓力。活動眼球有活化大腦功能的功效，這是大家本來就知道的事。更別說現代人經常盯著電腦和手機看，活動眼球的機會大為減少。下回想轉換心情的時候，不妨就試試眼球運動吧。

心靈健康小筆記

鍛鍊眼睛的聚焦功能 大腦也會跟著活化

隨著手機和電腦的普及，眼球若老是看著同一個地方不動，大腦功能也會跟著衰退。一旦發覺自己專注力變差，眼睛可以先看向窗外遠處的地方，然後再把視線移到眼前的物體仔細觀察。像這樣鍛鍊眼睛的聚焦能力，可以幫助大腦更快恢復專注力。

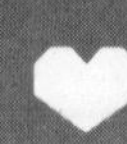

膽怯會導致壓力荷爾蒙分泌？用「強勢姿勢」改變自己

關鍵字　強勢姿勢

擺出弱勢姿勢　龐大壓力也跟著來

換工作等待面試時，或是等著跟客戶見面談合約的時候，你都是呈現什麼姿勢呢？比起動作舉止大方的人，總是不自覺縮起身子的人，光是這樣的姿勢，就會讓身體產生大量的壓力荷爾蒙。研究也證實只要改變姿勢，體內跟幹勁和自信有關的荷爾蒙就會增加分泌。

美國哈佛大學艾美．柯蒂教授（Amy Cuddy）指出，研究顯示讓自己身體看起來更高大、張開雙手的開放性姿勢，只要維持大約2分鐘，就能增加體內睪固酮的分泌。睪固酮是一種男性荷爾蒙，會讓人充滿幹勁，變得更有自信。相反地，雙臂抱胸或蹺腳，讓自己看起來變小的姿勢，只要維持大約2分鐘，體內的壓力荷爾蒙皮質醇就會增加，睪固酮分泌減少。柯蒂教授將前者的姿勢稱為「強勢姿

影響心情的「強勢姿勢」和「弱勢姿勢」

帶來鬥志和
自信的強勢姿勢

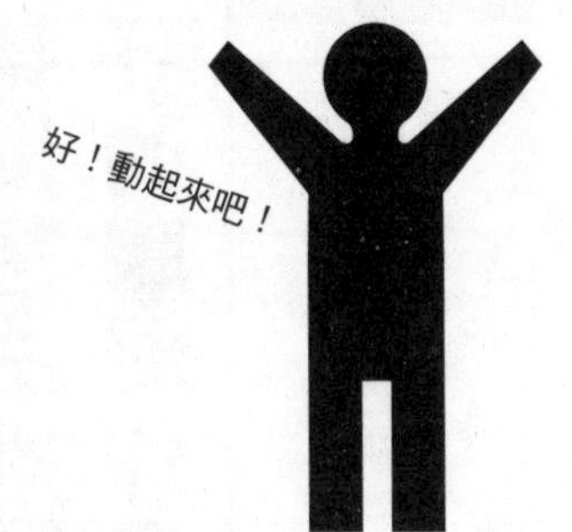

愈來愈膽怯的
弱勢姿勢

勢」，後者稱之為「軟弱姿勢」。

面對重要場合，很多人都會姿勢變得畏縮。其實愈是在這種時候擺出更大方的姿勢，人會不自覺地變得更有自信。所以千萬要記住，在重要場合別忘了擺出強勢姿勢。

心靈健康小筆記

壓力爆表時
瞬間紓解放鬆的方法

有壓力的時候，身體很容易變僵硬。這種時候可以全身出力，維持10秒之後再一口氣全部放掉，會有解放的感覺。接下來再好好享受這舒服、放鬆的感覺，效果會更好。

mental ni
iikoto
chou taizen

透過轉換想法排解「沒辦法休息的壓力」！工作狂的聰明休息術

關鍵字　工作開關的切換

「週末竟然要工作……」這麼想只會讓自己更痛苦

雖然大家知道生活要有適度的休息，必須懂得在工作和休息之間做切換，不過相信還是有很多人沒辦法休息。這種時候如果一心想著「今天又要假日加班了……」「已經好久沒有休假了……」等消極的念頭，壓力只會愈來愈大，工作效率一定也不好。

遇到這種狀況，可以安排週六上午工作、下午休息，或是週日傍晚再開始準備隔天週一的工作。把工作時間劃分出來，想辦法把剩下的時間用來休息。

在做安排的時候，重點要擺在休息，讓自己往正面的方向思考，例如「下午之後就能完全放鬆！」「傍晚之前都不必工作！」。比起偶爾做一點，但是感覺「整個週末全泡湯了」，這種作法會讓人心情變得更好。

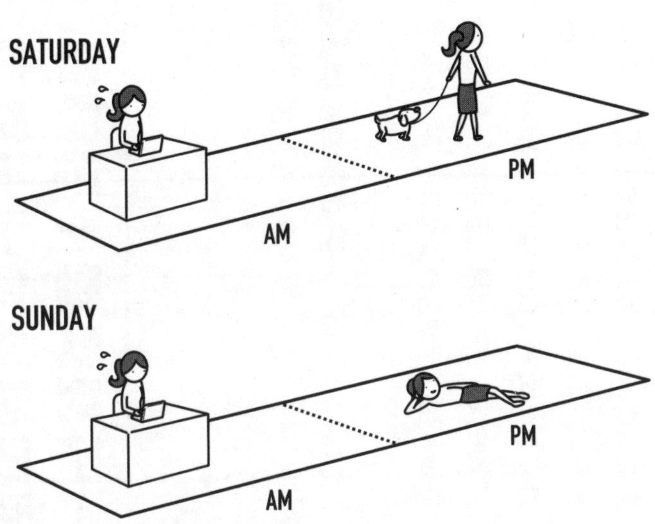

就算平時再忙碌，如果只是休息個半天或幾個小時的時間，還是有不少人可以辦得到。即便真的忙到沒辦法有完整的休假，只要用正面的心態想辦法在一個禮拜內擠出一些休息時間，對減輕壓力來說都有很好的效果。

心靈健康小筆記

休假結束前 切換成工作步調 防止假期症候群

利用休假放鬆身心雖然很重要，可是如果整個休假一直在放鬆，隔天上班很容易會出現「假期症候群」，讓人沒辦法專心工作。要預防這種情況，可以在休假最後一天的晚上看點跟工作有關的書或資料，做一些跟工作有關的事，避免引發假期症候群。

mental ni
iikoto
chou taizen

擺脫不了負面想法時，身體動一動就對了！

關鍵字 靠運動抒發心情

與其想破頭 不如運動來得更有效

很多人在大腦充滿負面消極的念頭、甩也甩不掉的時候，做什麼都提不起勁，只想靜靜發呆。可是從壓力管理的角度來說，這麼做只會產生反效果。由於內心已經被負面情緒佔據，所以看任何事情都是負面。從腦科學的觀點來說，非但會繼續對特定部位造成負擔，最後變成龐大的壓力，大腦也沒辦法再接收任何刺激。

這種時候如果想轉換心情、跳脫負面的惡性循環，運動會是個很有效的方法。活動身體可以促進被稱為「天然良藥」的「β－內啡肽」的分泌。這種神經傳導物質也被稱為「腦內啡」，會讓人感到幸福，舒緩生理和心理上的壓力。

只要是自己喜歡、做得來的，什麼運動都

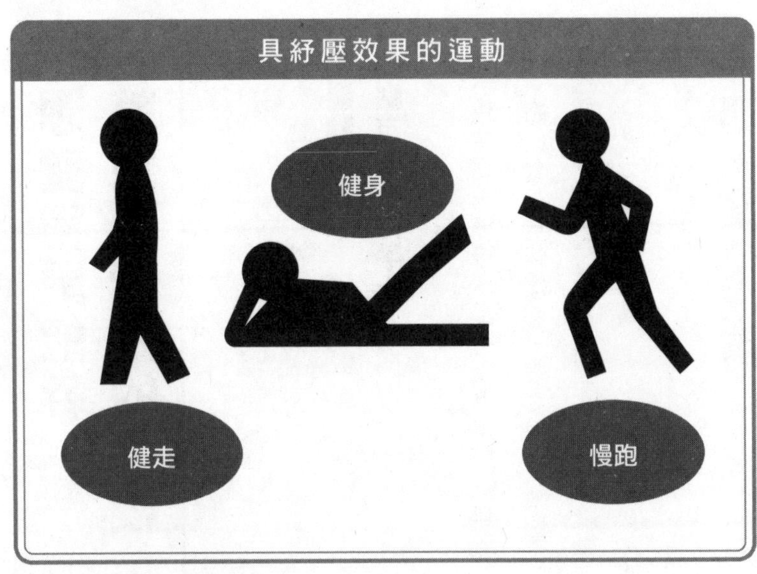

可以。可以選擇在家附近慢跑，或是健身操、健身之類有氧運動也有安定情緒的作用。

如果想更輕鬆達到效果，可以嘗試放空思緒散步10～15分鐘，結束後應該就會覺得煥然一新，大腦變得更清晰了。

心靈健康小筆記

**轉換心情
比逃避負面情緒
更有效**

對負面情緒視而不見，反而更擺脫不了煩惱。轉換心情才是更好的辦法。這種時候也可以靠運動來排解。有工作壓力的時候，下班選擇走路回家，這樣就不會把壓力帶回家了。

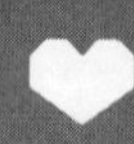

想變得更能幹，就找個崇拜的人模仿，提升自我形象

關鍵字 模仿

找個能幹的人
模仿對方的言行舉止

「我想變成那樣」、「我也好想做到那樣」。有時候就算這麼想，現實也很難辦得到。這種時候不妨嘗試「模仿」的方法，就像「假裝扮演」一樣，找個崇拜或尊敬的對象，模仿對方的言行舉止。

舉例來說，假設希望業績變得更好，可以找個最接近這個期望的同事或前輩、主管作為模仿的對象。想像對方正在跟客戶應對，充滿自信地運用著各種銷售話術，表現出令人信賴的態度。

接著，想像自己套上對方的模樣，言行同樣大方、充滿自信。同時也要確認客戶的反應和自己的感受有何改變。

先假裝自己是模仿的對象去想像工作時的模樣，然後再套用到現實中，在實際面對客戶

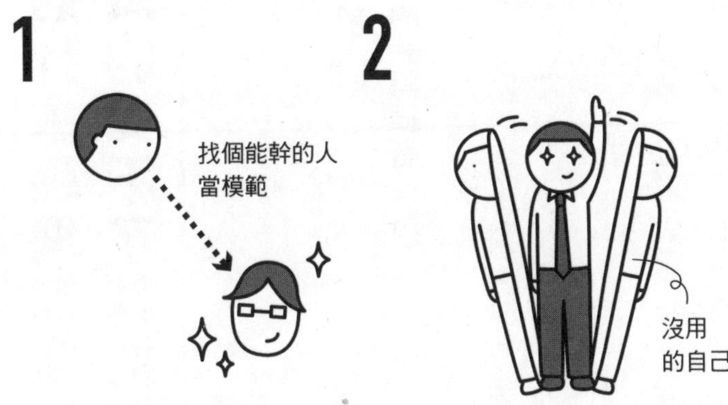

的時候，把自己假裝成模仿對象來做出應對。

這種模仿的方法可以讓人跳脫原本給自己設下的限制，成為理想中的自我形象，所以能更輕鬆地突破自我。

心靈健康小筆記

模仿的對象太完美會有反效果

模仿的對象最好不要跟自己差太多，效果才會好。如果找個偉大的創業家來模仿，很容易會產生「自己不可能變得那麼厲害」的心情，反而帶來反效果。

mental ni iikoto chou taizen

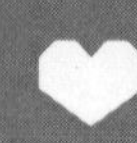

遇到會職場霸凌的主管怎麼辦？真的受不了就把對話錄下來吧！

關鍵字 接納主管

雖然工作多少可以自己選擇，可是沒辦法選擇主管。沒辦法控制的事情，某部分來說也會額外帶來壓力。

一方面又不能不理會主管，另一方面如果不自覺間表現出「討厭」、「不想共事」的態度和表情，彼此的關係可能會愈來愈差。

不過，我們可以改變自己的態度。先試著接納主管，放下成見坦然跟對方相處，說不定會發現對方好的一面。

試著接納　沒辦法的話再錄音

根據厚生勞動省的調查，職場上最讓人備感壓力的是人際關係，其中又以主管和部屬之間的關係是最大的壓力來源。就算是再有意義的工作，如果遇到一個對人不信任的主管，也會很痛苦。不少人就是因為這樣累積了太大的壓力，最後萌生辭意。

就算是處不來的主管，也要先試著接納對方

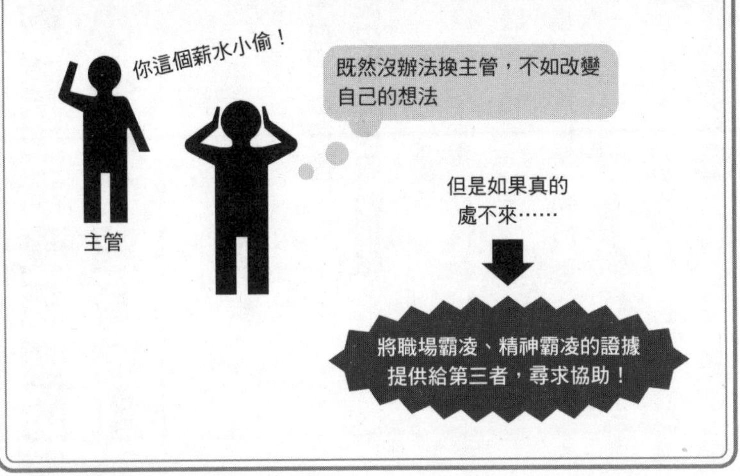

你這個薪水小偷！

主管

既然沒辦法換主管，不如改變自己的想法

但是如果真的處不來……

將職場霸凌、精神霸凌的證據提供給第三者，尋求協助！

倘若真的處不來，就把主管說的話錄音或記錄下來吧。把這些證據提供給第三者，尋求客觀的評論。

心靈健康小筆記

會傳染憂鬱的主管也要小心

遇到動不動就亂發脾氣的主管讓人很頭痛，可是也有些主管是會把憂鬱和無力感傳染給大家，光是相處在一起就讓人覺得提不起勁，做事沒有幹勁。比起脾氣不好的主管，這一類的主管比較難察覺，如果遇到了，一定要盡量保持距離。

被超出承受範圍的壓力壓垮！小心壓力超負荷引發的憂鬱

關鍵字
適應障礙

壓力一旦超出負荷 最好減少大腦接收的情報

憂鬱、心身症等這一類的心理疾病並不少見，隨時都可能發生在任何人身上。其中最常見的是壓力或負擔超出所能承受範圍而引發的憂鬱和「適應障礙」。原本健康狀態時能夠應對的事情，在長時間疲勞和睡眠不足的狀態下，大腦的接受程度會降低，很容易就超出負荷。

如果只是持續一兩個星期，還能透過壓力荷爾蒙的分泌來提高大腦和身體的活動力，達到克服的效果。但是如果長期處於這種狀態，壓力荷爾蒙反而會對大腦的神經細胞造成危害，導致神經細胞萎縮或死亡。大腦的神經傳導物質也會開始枯竭。到了這個時候，壓力已經不再是幹勁或毅力所能克服的，大腦和身體的能力也會漸漸衰退。

「憂鬱症」和「適應障礙」是相似卻截然不同的心理疾病

如果將壓力比喻成重量，憂鬱程度比喻成彈簧

憂鬱症

彈簧因為太重而失去彈性，之後就算拿掉重量，彈簧也無法恢復原狀。

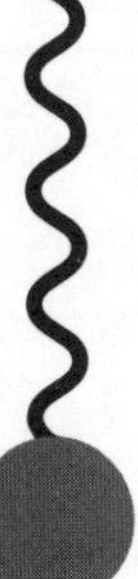

適應障礙

彈簧雖然承受重量，但是一旦拿掉重量，彈簧又能恢復原本的模樣。

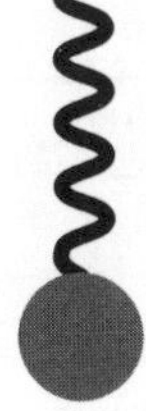

這時候應該做的除了強迫自己休息、重新振作之外，減少平時大腦的接收量也很重要。

在大腦已經超出負荷的狀況下，如果繼續熬夜看電視或上網，只會讓情況更加惡化。這也是為什麼網路成癮症的人很容易出現憂鬱的原因。

心靈健康小筆記

何謂「適應障礙」？

適應障礙是一種心理疾病，會對特定的狀況或事件感到痛苦，進而產生強烈的憂鬱感，引發情緒低落、神經質、過度擔心等症狀。有些人甚至會出現社會性問題，包括無故缺勤、危險駕駛、吵架等。

老是被部屬的言行牽著鼻子走！如果對方太棘手，最好保持距離

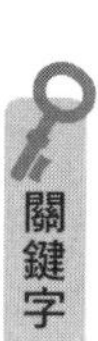
關鍵字

跟部屬相處的方法

正因為自己是主管所以最好別太強勢

「主管被部屬牽著鼻子走」是近來在職場上常見的適應障礙之一。以下就介紹兩種會支配主管的常見部屬類型，以及應對的方法。

第一種是具反抗、挑戰性格的部屬。這類型的部屬自尊心強，非但會跟主管起衝突，被罵了還會把自己定位成受害者。很多時候明明是自己不對，卻到處宣傳自己受到職場霸凌。

面對這種部屬，想靠權力或脅迫的方式使之屈服，最終只會失敗。不如聽聽他的意見和想法，表現出願意理解的態度。在工作上最好也要盡量放手，別插手管太多。

另一種類型是過度依賴的部屬。如果只是過分尊敬或信賴倒還好，但是有些人會更進一步轉變成愛意，或是將過度理想的形象投射在主管身上。這些讓人棘手的感情，一不小心就

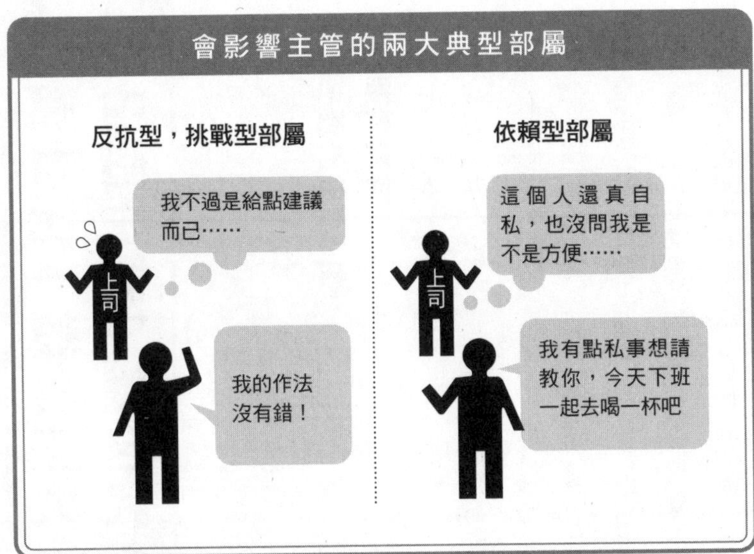

會被捲入其中。也有很多人會拿自己的私事來請教。

這類型的人一旦理想幻滅，有時候甚至會做出攻擊或批判的行為，一定要小心保持距離才行。

心靈健康小筆記

自我受到侵犯
也會引發適應障礙

當自己的生存方式受到阻礙、自我受到侵犯時，也經常會引發適應障礙，導致漸漸失去活力和積極性，對事物失去欲望和關心，感覺只是不斷在虛度光陰而已。

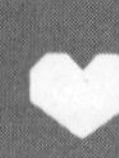

壓力比一般員工大！中階主管守護自我心理的方法

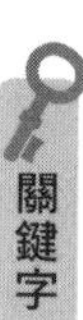

關鍵字　中階主管的壓力

夾在中間的中階主管最需要有彈性！

美國自一九六〇年代便開始積極研究，證實了擔任中階主管的人承受著不同於其他職位的壓力。他們能靠自己的裁量決定的事情有限，可是相對地一旦發生問題，不僅要達到上層的要求，還得顧慮到部屬的感受。他們是第一線和基層員工不滿矛頭第一個指向的人，另一方面也承擔著來自上層的困難要求。上層有上層的利益目標和方針，中階主管在上層和部屬之間試圖努力取得平衡的過程中，很容易就會產生極大的壓力而引發身體上的不適。

位置爬得愈高，壓力是否因此就會減少呢？其實不然，很多時候反而因為遠離了第一線，變得感受不到工作的意義，或是失去工作的動力。

中階主管最重要的是保持彈性。人的思維

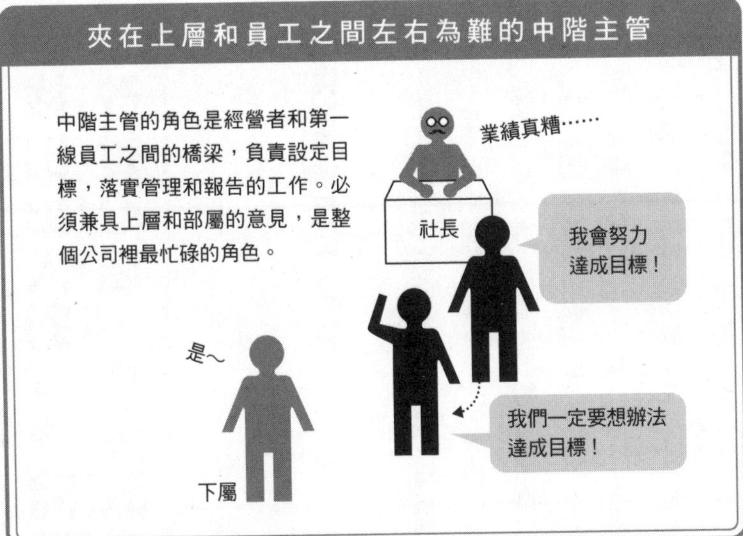

很容易隨著年紀變得僵化，或是被過去的成功經驗綁住手腳，不敢做出新的嘗試。然而，失去彈性會讓人容易跟身邊的人產生不必要的摩擦，徒增自己的壓力。所以最好還是要保持開放的心態，跟年輕世代對話，隨時吸取創新的想法。

心靈健康小筆記

孤獨的管理職必須面對自我不能逃避

管理職是個孤獨的角色，壓力和抱怨都沒辦法發洩，也有人會因此沉迷於酒精和賭博。這些會使人成癮的行為都會造成大腦前額葉皮質的功能衰退，甚至讓人失去認知能力。

mental ni
iikoto
chou taizen

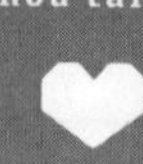

找出犯人對解決問題無濟於事！改變心態，把失敗當成下一次的經驗

關鍵字　自責型思維、他責型思維

不自責也不責怪他人的思維

工作上失敗是常有的事，而且很少有事情像失敗一樣，可以藉此磨練自己的思考和控制情緒的能力。只不過，由於失敗很容易帶來壓力，所以也很容易產生負面想法，更有不少人會因此失去冷靜。

面對失敗，最常見的類型就是「自責型思維」，將失敗全往自己身上攬，覺得「一切都是自己的錯」。這種思維會讓人陷入無助和極度的沮喪，不能算是一種健康的心態。相反地，另一種類型是「他責型思維」，把所有過錯都歸咎於他人。這種思維不只會讓人充滿憤怒和抱怨，一個不小心還會導致人際關係出現裂痕。

釐清責任所在或許很重要，可是如果把重點擺在「是誰的錯？」，過於堅持一定要找出犯人，只會迷失問題的本質。重要的應該是聚

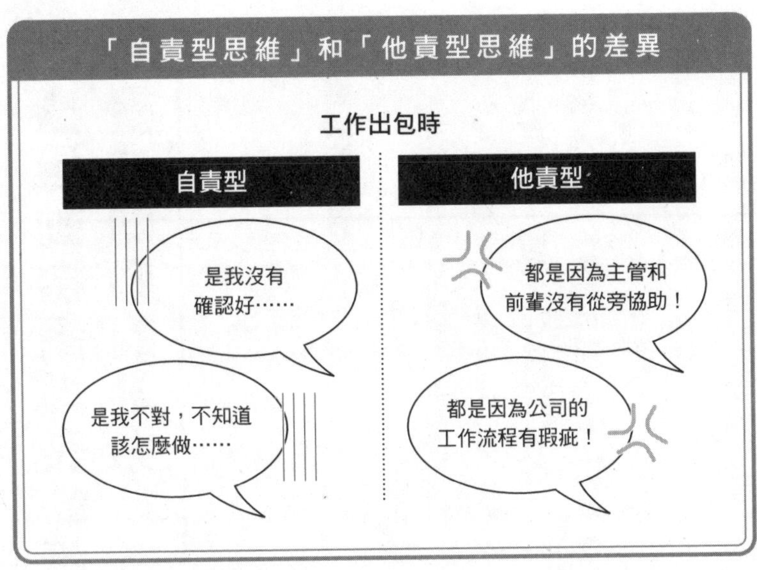

焦在事情上，思考「哪裡做得不好」，而不是責怪自己或任何人。這樣才能找出失敗的原因，才能用更合理且有效率的方式解決問題，防止失敗再度發生。

心靈健康小筆記

失敗中也有值得讚賞的「智慧型失敗」

哈佛商學院教授艾美．艾蒙森（Amy Edmondson）將失敗區分為「可避免的失敗」、「無可避免的失敗」和「智慧型失敗」三大類型。「智慧型的失敗」指的是沒有成功的創新挑戰，這一類的失敗反而是多多益善。

透過動機讓爆表的壓力變成開心的動力

關鍵字　逃避問題型、目標導向型

好壞動機的差異

工作有時候會受到目標和期限嚴格制約。這種時候要怎麼做，才能盡可能地在不感壓力的狀態下做事呢？動機也許是個很好的辦法。

動機可以分為「逃避問題型」和「目標導向型」。前者的想法是「如果沒有達成目標會被主管罵」、「反正早晚會被開除」，隨時帶著恐懼感。後者的想法是「達成目標就有獎金可拿」、「被稱讚超帥氣的」，把焦點放在達成目標而努力。

逃避問題型的動機由於壓力大，所以遇到害怕的事情只要能迴避，就會停止努力。相反地，目標導向型的動機可以讓身心保持在良好狀態下工作。想當然，目標導向型才是理想的心態。

所以很重要的是，要把焦點擺在目標等達成工作之後的好處，讓自己知道完成之後會有什麼好事發生、會變得多開心。

「逃避問題型」和「目標導向型」的特徵

逃避問題型	目標導向型
●話題圍繞著迴避、問題、負面狀況 ●提到自己不希望發生的事情、想迴避的問題 ●專注在問題上 ●排除，逃避 ●搖頭 ●經常做出忍耐、逃避等負面消極的手勢	●說話圍繞著自己能夠得手或達成、獲得的目標 ●專注在目標和結果上 ●指向 ●點頭 ●展現準備接納的態度

心靈健康小筆記

找到自己的意義 工作會變得更快樂

工作一忙起來，有時候會讓人忘了當初的動力。這種時候可以回過頭去想想這份工作對自己的意義是什麼。只要這麼想，就能用不同的心態重新面對壓力。

能夠達成目標和沒辦法達成的人的差異

日本京瓷和第二電電（現KDDI）的創辦人稻盛和夫認為成功的公式是「想法X熱情X能力＝人生、工作的結果」。針對這一點，根據寫過多本暢銷書的習慣專家佐藤傳的說法，其中能力每個人都差不多，差距較大的是熱情，至於最後能不能成功，一切都要看「想法」。

想法只有正面和負面兩種。能夠正面思考的人可以得到正面的結果，但是負面思考的人不管再怎麼努力，最後都會告訴自己「我果然辦不到」。

約翰・藍儂曾說過：「人最基本的才能，是相信自己可以辦得到。」受全世界愛戴的約翰・藍儂創作過無數膾炙人口的歌曲，讓每個世代的人都為他著迷。這樣的他，當然具備能力和熱情，不過更重要的應該是這個「想法」，支持他創下這般偉業。

「我一定辦得到！」「我在○○方面一定有能力可以成功！」像這樣以堅定的想法採取行動，對壓力的感受一定會變得不一樣。

話雖這麼說，也許還是有人沒辦法這樣告訴自己，不自覺地就變得膽怯而軟弱。如果是這樣，可以試著想像成功之後的模樣，愈具體愈好。

只要對未來有具體的想像，就能促使大腦分泌多巴胺這種神經傳導物質。多巴胺會讓大腦感到幸福快樂，於是變得想更接近那樣的想

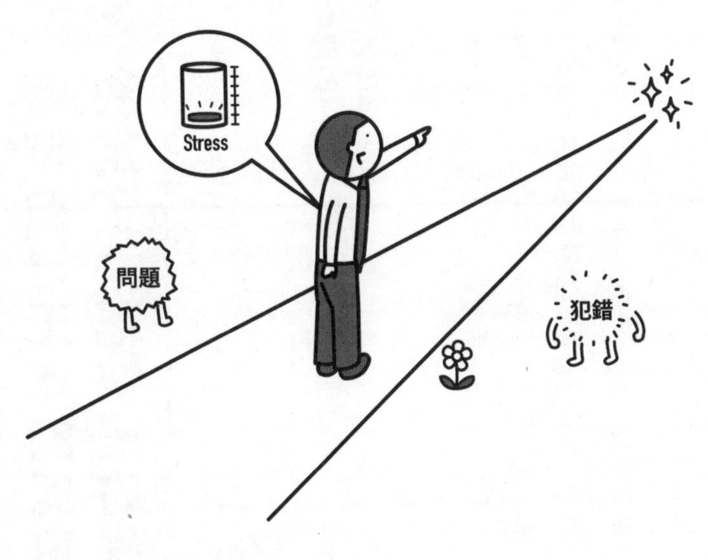

像，動力也就因此產生。

心靈健康小筆記

怎麼想
會改變痛苦
和快樂的程度

人在活動身體的時候，大腦會事先預測接下來可能遭受到的痛苦指數。如果預測「可以輕鬆辦到」，身體就有辦法自在活動。既然如此，不妨就試著把現在感到痛苦的事情想作「我可以輕鬆辦到」吧。

mental ni
iikoto
chou taizen

看待自己工作的態度，決定了幸福快樂的程度

關鍵字　工作塑造

想開心工作就改變想法吧！

耶魯大學的艾美・瑞斯尼斯基博士（Amy Wrzesniewski）指出，人生的滿意度跟幸福程度，會隨著你如何看待自己的工作而定。根據她的說法，看待工作的態度可以分為三種類型。

①工作（Job）：工作是為了有錢吃飯，為了生活的一種手段。一心只想著週末和放假。

②事業（Career）：重視晉升和社會地位。希望自己的工作獲得肯定，在競爭中勝出。雖然會覺得工作是浪費時間，不過也瞭解這是為了往上爬必要的手段。

③使命（Calling）：認為工作是人生重要大事之一，知道自己工作的目的和意義。覺得現在的工作就是自己的天職，下輩子還會想繼續這份工作。

人和工作的關係

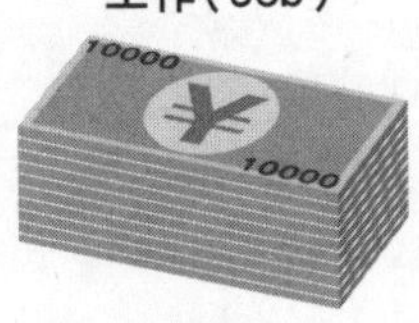

為換取報酬而工作

為求發展而工作

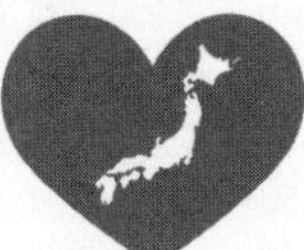

為獲得社會意義而工作

至於哪一種才是應該抱持的正確態度，實在無法一概而論。不過，若要說跟幸福感有關，毫無疑問一定是將工作視為使命的類型。而且任何一種工作，都能當作使命來看待。

心靈健康小筆記

為原本被稱為3K的新幹線清掃工作重新賦予工作意義

過去JR東日本新幹線的清掃工作被稱為是「3K工作」（又累又髒又危險），不過自從後來被重新定義成「為打造旅行回憶而貢獻服務」之後，清掃人員的心態變得截然不同，做起事來更有精神，甚至在職務範圍外也展現服務精神，獲得國內外旅客的高度評價。

工作塑造的實際例子隨處可見

接下來就為大家介紹上述看待工作的三種工作塑造（Job Crafting）的例子。

首先是「任務塑造」，意指藉由重新審視自己的工作內容來提升對工作角色的認同。關於這一點，NASA有個很有名的例子。被派遣到NASA的清潔人員原本覺得自己的勞力付出和薪水不成正比，後來在重新審視工作內容之後，想法有了轉變，認為自己在NASA的清潔工作為太空人帶來更安全的工作環境，為他們在太空的任務提供了協助。換言之，透過放大工作角色的作用，自然能看見工作的意義。

至於在重新思考人際關係的「關係塑造」方面，有個故事是某半導體工廠的一位年輕員工，他因為不知道自己工作是為了什麼，每天過得很痛苦。於是他整理了一份清單，列出跟自己工作有關的人。透過這麼做，他重新認識了自己每天經手製造的零件，跟製造商和消費者，乃至於跟社會之間的關聯。在瞭解到自己的工作對消費者和社會帶來的幫助之後，他也重新找回了工作的意義。

最後是重新審視工作意義的「認知塑造」的例子。有個保險員，他原本十分厭惡自己的工作，覺得自己不應該在客戶遭遇事故等不幸時還談到錢的話題。後來經過重新審視自己的角色之後，發現自己的工作是「為客戶和家人提供守護」，並非只是個討人厭的守財奴。這麼想之後，再重新回頭思考自己的工作——透

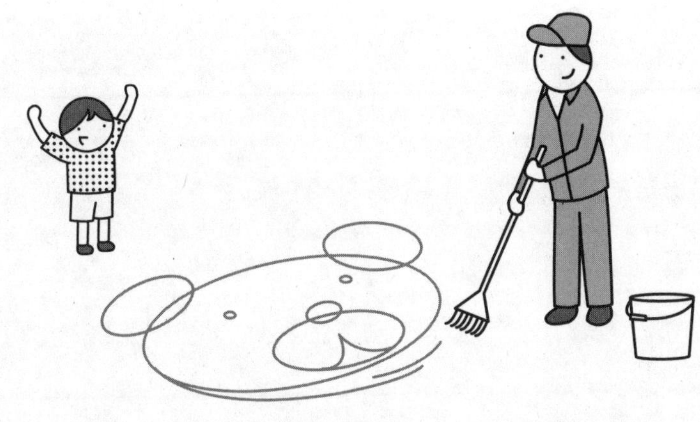

過和解解決錢的問題，迅速為家人提供保險理賠，他終於能夠從中找到工作的意義。最後，他變成一個積極面對工作的人，原本的罪惡感也不可思議地完全消失了。

心靈健康小筆記

利用落葉和清水彩繪米奇圖案也是一種工作塑造的行為

日本迪士尼樂園的清潔人員除了替遊客拍照和提供地圖指引以外，有時候也會利用落葉和清水，在地上彩繪米奇的圖案以取悅遊客。如此主動且充滿彈性的行為，也是工作塑造的一種表現。

心理健康名言

習慣決定性格，
性格決定命運。

哲學家，心理學家

威廉・詹姆斯

第 4 章

壓力來自於壞習慣！

控制壓力的生活習慣

沉迷手機、熬夜、缺乏運動等，
現代人的生活就是造成壓力的原因嗎？!
先從不會製造壓力、不會累積壓力的習慣開始養成吧！

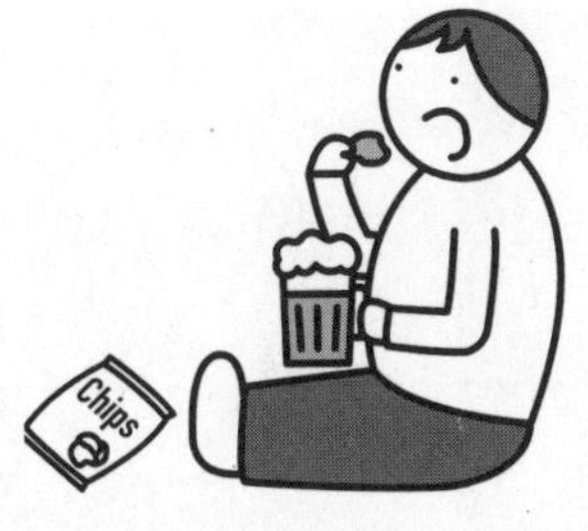

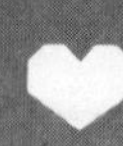

你的性格和行為模式真的沒問題嗎？習慣會帶來壓力，惹病上身

關鍵字　生活習慣與壓力

習慣就像人的第二天性

容易莫名累積壓力的人，很可能是因為各種生活習慣，所以造成身體承受到壓力。

說到生活習慣，一般人很容易會聯想到「早睡早起」、「飲食規律」這一類的說法。不過其實它還有更深一層的涵義，舉例來說，一個人認為什麼最重要，希望人生有哪些成長，想達成哪些目標，擁有什麼樣的人際關係和人脈，面臨到哪些疾病風險等，這些都跟生活習慣息息相關。

生活習慣雖然乍看之下跟心理層面沒有直接關係，不過要過什麼樣的生活，完全是自發性的選擇，所以可見生活習慣也會反映出一個人的人生觀和價值觀。

大家都知道高血壓跟高鈉飲食有關，糖尿病跟吃太多、缺乏運動有關，肺癌等許多癌症則跟抽菸習慣有關。自發性地選擇這些行為，

人類理解的3大方向

從「結構面」的方法	從「反思面」的方法	從「功能面」的方法
自然科學性的 物理性的	人文科學性的 比喻性的	行為科學性的 機率思考性的
生物學、 身體醫學	文學、哲學、 精神分析學	行為心理學 數據分析法

心靈健康小筆記

以工作為主的生活只會造成大腦和身體的衰退

生活以工作為重心、生活不規律，都會造成大腦功能衰退，體力也大幅消耗。相反地，注重飲食和睡眠，除此以外的時間再用來投入工作，反而能在有限時間內達到更好的工作效率。

持續對身體造成壓力的人，都是自己。

生活規律是最重要的健康秘訣

肥胖也是很嚴重的現代文明病之一，研究也證實，肥胖除了對身體造成傷害以外，也會打亂大腦的功能。研究肥胖者的大腦會發現，他們很難控制對食物的衝動和行為，雖然知道「吃太多有害健康，八分飽剛剛好」的道理，還是會無止境地吃個不停。結果不用說當然就是愈吃愈胖。另外研究也發現，高血糖的人經常會做出衝動的行為。

這麼說來，肥胖和糖尿病在某種意義上，也可以說是大腦方面的疾病。一些以為不過只是生活習慣的事情，其實都會給身體和大腦帶來壓力，回過頭來也造成生活習慣愈來愈差。就算想重拾健康，這時候大腦也已經跟不上了。這就是為什麼養成好習慣會讓大腦跟身體也跟著好轉的原因。

既然如此，哪些算是有益健康的習慣呢？在這裡要介紹的是大阪大學醫學院教授森本兼曩所提倡的「8大健康習慣」，雖然看起來很像教科書內容，不過大家就當作是複習吧。

①每天吃早餐

②每天平均睡7～8小時

③均衡飲食

④不抽菸

⑤定期運動，活動身體

⑥飲酒不過量

⑦每天工作平均不超過9個小時

⑧少量的自覺性壓力

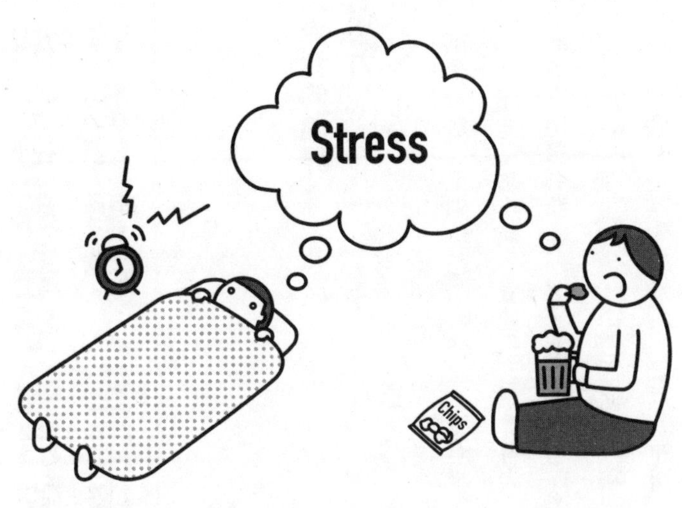

其中符合4項以下就算不合格，符合5～6項是及格，符合7～8項屬於良好。各位符合幾項呢？接下來的內容會教大家如何保持這些健康習慣，並且提供幾個不會製造壓力、不會累積壓力的方法給大家。

心靈健康小筆記

拖延的加班習慣會影響大腦功能

每天連續加班的工作效率非常差。工作如果沒有設定期限，右腦就會開始拖延，讓事情變得原地打轉，工作效率明顯變差。相反地，一旦設定期限，右腦和左腦會立刻提高效率，使工作有明顯的進展。

mental ni
iikoto
chou taizen

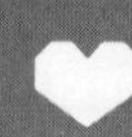

把全世界最受矚目的冥想練習帶入生活中

關鍵字　正念練習

進入無我的境界　控制壓力

「正念」是近年來最熱門的話題，不僅能減輕壓力，還能預防疾病，就連Google等各大企業也都紛紛相繼引進。「正念」指的是「有意識地專注於當下發生的事，不帶任何批評和判斷」，運用到的是冥想的練習。最近就連醫界也開始引進這套作法，深受全世界的矚目。

說到冥想，大家也許會覺得這只是一種特別的方法，不過其實冥想不只是如此，它還能改善呼吸、姿勢、睡眠、飲食等日常生活行為，也就是「用心生活」。

想用心生活，打造不會疲累的大腦，要注意哪些事情呢？接下來就為大家介紹健康的一天該如何度過。

首先，每天早上起床的時間要固定，包括假日，如此才能維持固定的生理時鐘。皮質醇

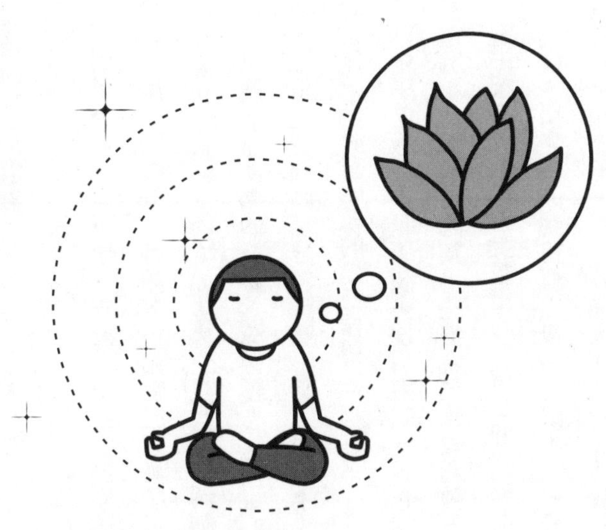

可以促進代謝，提升血糖，幫助清醒。只要善用皮質醇的作用，自然不會想賴床。接著早餐一定要吃，大腦如果感覺到飢餓的恐懼，中午吃飯時就會分泌大量胰島素，結果導致血糖急速下降、增加肥胖的風險。

心靈健康小筆記

人類原本就是保守的動物 所以更需要正念

人類的大腦由三個部分組成，分別是「古老的腦」、「中間的腦」和「年輕的腦」。其中和習慣息息相關的「古老的腦」非常討厭變化。換言之人類幾乎不會改變。正因為如此，所以才要學習用正念來應對。

白天到晚上應該這麼做！正念練習實踐篇

到了公司一坐下來，先挺直身體，慢慢深呼吸。用鼻子吸氣5秒鐘，再用嘴巴或鼻子慢慢吐氣10～15秒，拉長吐氣的時間。這個動作可以增加血清素的分泌，減輕壓力，穩定心情。像這樣花個兩三分鐘調整呼吸，對接下來的工作效率會有明顯的提升作用。

中午吃飯時盡量不要「邊看邊吃」，包括看電腦和滑手機。因為這些都會讓味覺遲鈍，忘記細嚼慢嚥，使人脫離用心、留心的狀態。

中午用完餐回到位置之後，先跟早上一樣調整呼吸和姿勢。下午時間大部分的人都會一直坐著忙於工作，所以記得每半個小時到一小時就要站起來動一動。

飯後如果想睡覺可以小睡一下。忍著不睡繼續工作只會讓思考變得遲鈍，能力沒辦法發揮。就算只是坐在椅子上，挑個舒服的姿勢閉目養神，也很有效。

晚上的重點在於維持好的睡眠品質。晚餐要在睡前的2～4個小時結束，讓胃可以在休息的狀態下進入睡眠。

強光會阻礙睡眠荷爾蒙褪黑素的分泌，所以睡覺時最好避免太亮的光線。睡前一個小時可以泡澡，或是稍微做點伸展運動，到了差不多要睡覺的時候體溫正好開始下降，可以幫助大腦更容易產生睡意。

養成「正念」習慣的一天

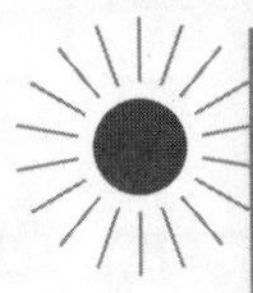

早上的習慣

- 每天固定時間起床
- 沐浴晨光
- 吃早餐
- 活動身體

中午前的習慣

- 走路上班
- 一到公司坐下來先深呼吸，伸展背脊

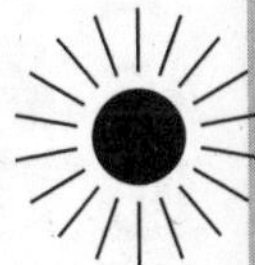

午餐習慣

- 選擇低GI飲食
- 依照「沙拉→蛋白質→澱粉」的順序進食
- 不要「邊看邊吃」

下午的習慣

- 利用3～5分鐘進行冥想
- 避免久坐不動
- 多喝水
- 小睡一會兒
- 挑選適當的點心
- 伸展肩頸

晚上的習慣

- 自己下廚
- 慢慢享用晚餐，睡前2～4小時結束晚餐
- 避免強光
- 睡前1小時做點簡單的伸展運動
- 泡澡的水溫不要太燙
- 每天固定時間就寢

mental ni
iikoto
chou taizen

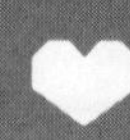

「早起的鳥兒有蟲吃」說得沒錯！一早曬太陽能活化血清素神經系統

關鍵字　血清素

起床後馬上拉開窗簾 使血清素瞬間大量分泌

神經傳導物質的「血清素」可以幫助調節生理時鐘，帶來身心的安定和心靈的平靜。血清素神經的特色在於它只有在白天會以固定的節律分泌血清素。透過一早起床曬太陽，才會開啟血清素的分泌。也就是說，早上起床拉開窗簾之後，血清素才會開始分泌，使人體開始正常活動。

因此，起床後不妨外出稍微散散步，或是運動也行。刺激血清素神經很重要的一點是讓光線進入眼睛視網膜，所以擦防曬乳等預防紫外線的措施並不會造成阻礙。只不過，雖然說要讓光線進入視網膜，但意思並不是非得直視太陽不可。只要曬到陽光，感受到光亮和明亮就行了。直視太陽反而會造成眼睛不適，千萬不可行。

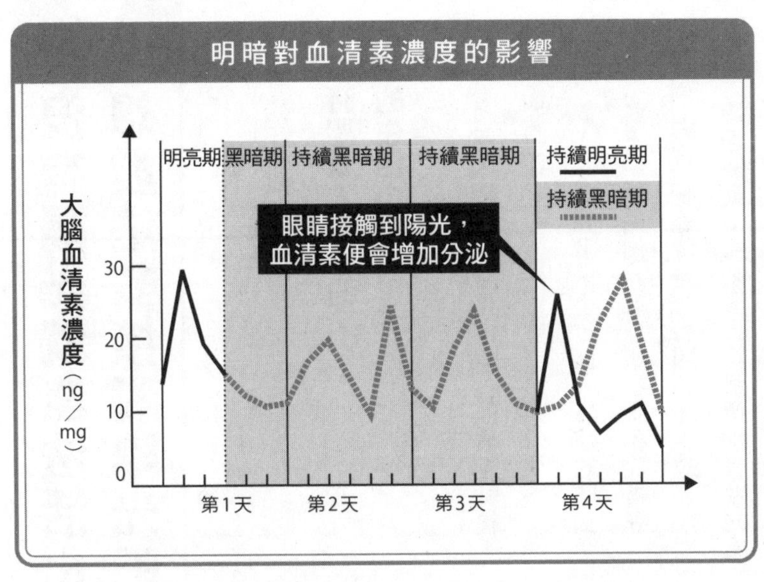

曬太陽最久不要超過30分鐘，尤其夏天的太陽光線強烈，有時反而會造成身體壓力和疲勞，所以短時間就夠了。在室內的話，只要拉開窗簾，讓眼睛接觸到陽光即可。

心靈健康小筆記

日光燈的光線無法促進血清素分泌

並不是所有光線都能促進血清素的分泌，血清素分泌必須要有高達2500～3000Lux的強光，一般日光燈的光線大多只有100～200Lux，根本不足以刺激血清素分泌。

mental ni
iikoto
chou taizen

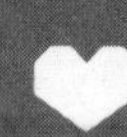

沒有陽光就無法活化血清素！想辦法多接觸陽光吧

關鍵字 讓生活中多接觸陽光

「沒時間曬太陽」的人專屬的生活小技巧

早上起床後曬太陽可以活化血清素神經，調整生理時鐘，將身體切換成活動模式。

每個人的晨間習慣不一樣，最好的作法是在太陽底下做點瑜伽，或是曬衣服和棉被等。在陽台上吃早餐等優雅的晨間時光，聽起來也不錯。透過活動手腳刺激大腦跟運動有關的區塊，也能提升大腦的各項功能，所以利用通勤時間稍微做點運動，提前一站下車走路上班，也能讓大腦在開始工作之前變得更清晰。如果有小孩，陪小孩到公園散散步也不錯。

不過，想必一定還是有很多人會說自己辦不到。早上睡到快遲到才起床，連窗簾都來不及拉開就趕著出門，一路跑到車站搭車，趕在最後一刻衝進公司。這種生活實在很難利用早上充分曬太陽。另外，整天待在家裡照顧小

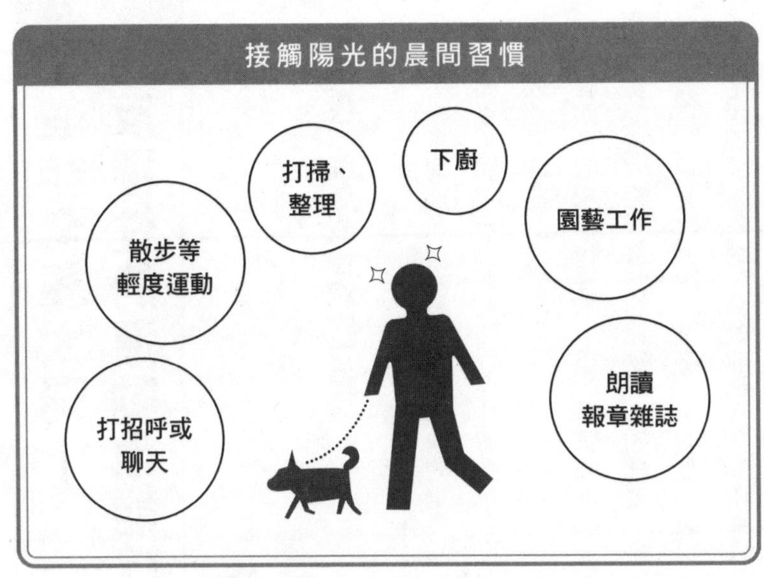

孩、做家事的家庭主婦也要特別注意。

這種時候，與其強迫自己擠出時間曬太陽，更簡單的辦法是提早起床。晚上九點過後大腦會開始感到疲累，所以別再拖拖拉拉地加班，早點下班回家，隔天早點起床到曬得到太陽的露天咖啡座工作，效率反而更好。

心靈健康小筆記

日式建築是增加血清素分泌最理想的環境

從增加血清素分泌的觀點來說，最理想的環境就是傳統的日式建築。不同於以牆壁區隔的封閉式西式建築，日式建築格局開放，而且以拉門作為隔間的設計有助於引進大量的陽光。雖然光線太強烈會造成壓力，不過只要有拉門和簾子就不必擔心。

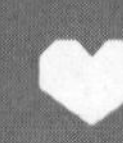

並非全靠太陽！反覆性的運動也能促進血清素活化

關鍵字　有節奏的規律性運動

養成每天健走或慢跑的習慣

陽光是促進血清素分泌不可或缺的重要關鍵，如果再加上「有節奏的規律性運動」，更能有效地鍛鍊血清素神經。

有節奏的規律性運動，指的是肌肉以固定的節奏反覆收縮和鬆弛的運動，例如健走、慢跑、騎自行車、跳舞等。不必太過激烈，最重要的是選擇適合自己，身體能夠負荷、不會疲勞的運動，長期地養成習慣去做，最少也要持續三個月。太困難或不習慣的運動都會造成壓力，所以選擇自己做得到的就行了。

至於運動的時間，白天或晚上都可以，兩個時段都做當然最好。尤其早上做有節奏的規律性運動可以幫助大腦清醒，有熱身的效果。

只有一點要注意的是，刺激血清素神經必須專心才有效。換言之，邊健走邊聊天這種「邊運動邊～」的方式，沒辦法達到活化血清素神經系統的作用。所以既然要做，就靜靜地專心運動吧。

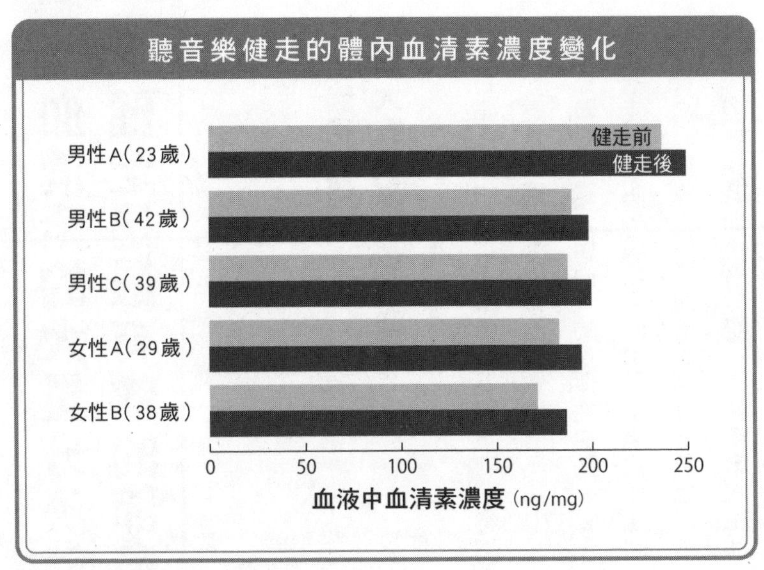

心靈健康小筆記

如果是音樂「邊聽邊運動」也很有效

促進血清素分泌基本最好避免「邊～邊～」，不過如果邊運動邊聽沒有歌詞、旋律簡單、速度適中的曲子，大腦會專注在節奏上，能夠更專心運動。可以利用耳塞式或頭戴式耳機邊運動邊聽。

mental ni
iikoto
chou taizen

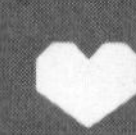

血清素的大量分泌就靠這一招！健走是最有效的節奏性運動

關鍵字 提升血清素分泌的健走方法

早上健走的路線別給大腦帶來太多刺激

日常生活中的很多動作都能算是有節奏的規律性運動，因此不用特地去做也行。其中又以走路算是最適合所有人的規律性運動。只不過包括走路在內，現代人的生活中規律性運動的機會愈來愈少，造成血清素的分泌量也日漸減少。若要提升血清素分泌，不妨留意在生活中多多健走。

對增加血清素分泌來說，光是隨興散步是不夠的，注意力必須專注在走路的動作上，而且時間要長達20～30分鐘才行。速度也要比平時走路再快一點，大約10分鐘走1公里左右。

時間最好是早上一起床就出發，在看電視等活動大腦之前先做點有節奏的規律性運動，可以提升血清素神經的效率。不過還是要注意適量運動即可，太累反而會帶來反效果。

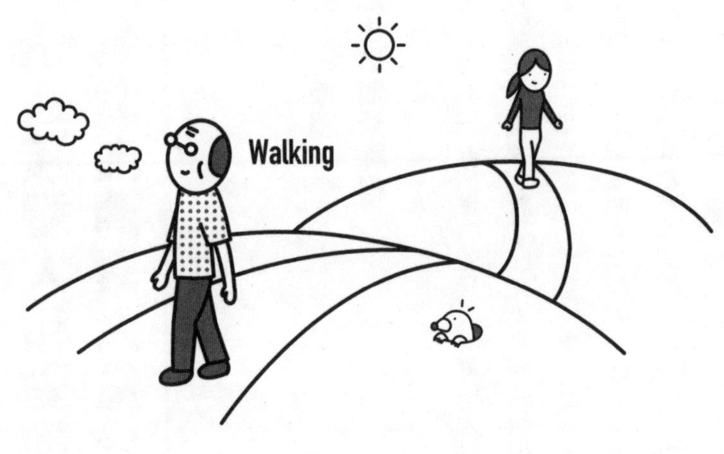

路線的選擇也很重要，一般街道上有招牌和行人，會導致注意力被分散，所以對促進血清素分泌來說並不適合。不必注意來車的公園、住家附近熟悉的巷道，或是沒有障礙物的河堤等，才是最適合的路線。

心靈健康小筆記

有氧運動不好 為什麼跳草裙舞跟盆踊就可以？

有氧運動的動作複雜，會運用到左腦，所以沒辦法刺激血清素分泌。加上動作激烈，對身體的壓力也比較大。相反地，草裙舞跟盆踊動作簡單、緩和，對促進血清素分泌來說比較有效。

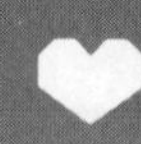

透過接觸人和動物，刺激血清素大量分泌

關鍵字

肌膚接觸的好處

人與人的接觸能活化血清素神經

血清素神經最活躍的時候，其實是人與人接觸的時候。夫妻、親子、戀人之間的擁抱和牽手等肌膚接觸的動作，都會刺激共感腦，給血清素神經帶來最好的活化作用。其他像是按摩、捶背、握手等也有相同的效果。只要不是討厭的對象，朋友之間的肌膚接觸也同樣有效。

這種肌膚接觸，對象不一定要是人。對小狗小貓摸摸抱抱或一起玩，對很多人來說都有療癒的作用。這是因為這些行為具有活化血清素神經系統、增加血清素分泌的效果。現在坊間有許多將貓咪放養在店裡供客人隨意撫摸的「貓咪咖啡廳」，這或許也說明了人在不自覺間對血清素分泌的渴望。

血清素神經一旦活躍，會讓人產生一股重

肌膚接觸行為的誘發過程

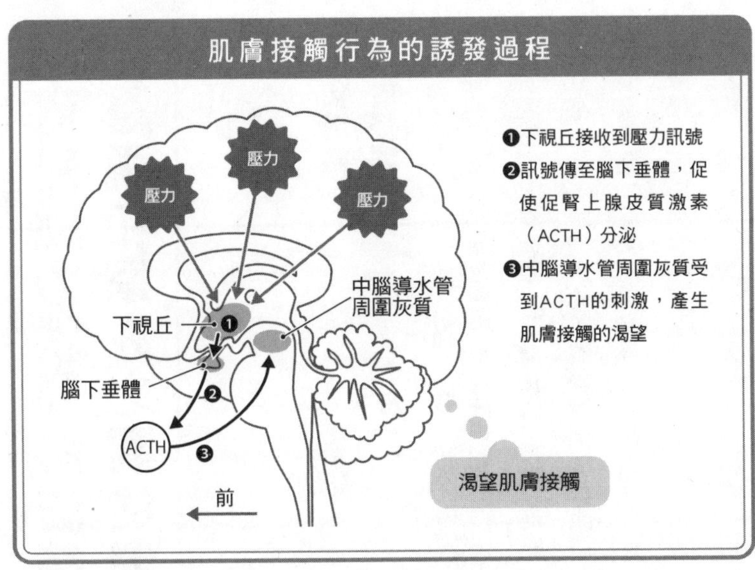

新面對壓力的力量。人在感到不安或是壓力的時候，自然會做出雙手緊握，或是雙臂抱胸的動作。這些都是人在不知不覺中希望獲得肌膚接觸的表現。

心靈健康小筆記

聊天、唱KTV也能促進血清素分泌

鍛鍊共感腦最重要的是「產生共鳴」，因為瞭解彼此的存在、互相認同非常重要。聊天或一起吃飯、喝茶，也是深具意義的行為。在KTV跟人一起歡唱，也能促進血清素的分泌。

育兒壓力就靠肌膚接觸來消除！重視和家人之間的溝通

關鍵字　催產素

哺乳和擁抱有助於紓解壓力

很多人在育兒的過程中都會感受到壓力。不過研究證實，就像跟人肌膚接觸可以促進血清素分泌一樣，跟孩子的肌膚接觸同樣也能活化血清素神經，促使血清素分泌，達到紓解壓力的效果。正確來說並不是直接分泌血清素，而是藉由「催產素」的分泌來促使血清素神經產生作用。

舉例來說，媽媽在哺乳的時候，大腦會分泌催產素，活化血清素神經，使人感到幸福。同樣地，寶寶也能透過擁抱和哺乳的肌膚接觸來紓解壓力。

一般來說孩子長大之後，親子之間的肌膚接觸會愈來愈少。不過有研究指出，從小就跟父母分房睡的孩子，長大之後的溝通能力會比較差。所以更要重視客廳和開放式廚房等可以

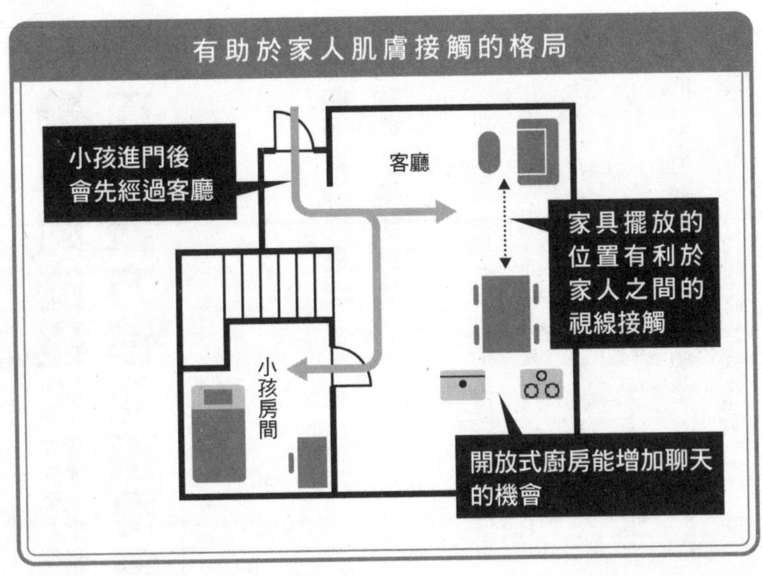

讓家人更容易聚在一起的空間。就算擁有自己的房間，在格局配置上也要多用點心，例如進出會經過客廳才到房間等，如此自然可以增加彼此聊天溝通的機會。

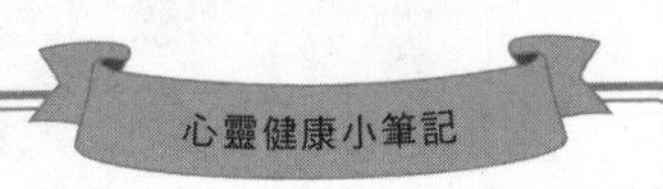

不會說話的小嬰兒也懂得溝通！

媽媽的呼吸、心跳、姿勢都會刺激嬰兒的共感腦，使嬰兒感受到媽媽的情緒。所以跟嬰兒擁抱、肌膚接觸和視線接觸，都能幫助他們感受媽媽的呼吸和心跳，進而獲得安心的感覺。

mental ni
iikoto
chou taizen

簡單的觸碰也有紓解壓力的效果！而且雙方都能獲得療癒

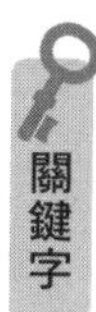

關鍵字 Tapping Touch

活化血清素神經系統 獲得療癒的簡單技巧

「Tapping Touch」（輕拍式接觸）是日本臨床心理學家中川一郎所研發的一套全面性的紓壓技法。方法十分簡單，基本上以兩人一組，其中一人以緩慢且規則的節奏輕輕觸碰另一人的背部等部位。不同於按摩，「Tapping Touch」是雙手交互以指腹輕輕碰觸對方的背部和肩膀，給予刺激。透過這樣規律的碰觸來活化對方的血清素神經，達到消除緊張、紓解壓力的效果。研究也證實，這種方法除了帶來心理上和身體上的效果之外，對人際關係也能發揮功效，包括變得更溫和、溝通變得更深入、對人產生安心和信賴感等。

「Tapping Touch」會讓雙方的血清素濃度都獲得提升。換言之，為對方進行「Tapping Touch」，自己也能獲得療癒的效果。

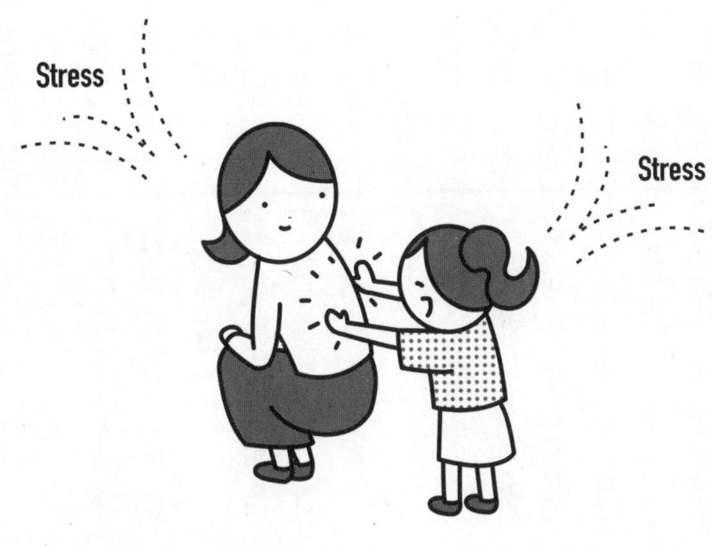

「Tapping Touch」也有緩和疼痛和緊張等身心症狀的效果，所以也常用於看護和照護等臨床的身心照顧上。甚至有報告顯示透過「Tapping Touch」，也能舒緩癌末症狀的痛苦。

心靈健康小筆記

以「Care Tapping」照護因病或因傷長期臥床的人

對長期臥床的人所進行的「Tapping Touch」，稱為「Care Tapping」。「Care Tapping」會刺激副交感神經，因此有放鬆的效果。技巧在於力道要比一般的「Tapping Touch」來得更輕柔，可以整個手掌碰觸，而不是指腹。

「Tapping Touch」

在做「Tapping Touch」的時候，首先兩手臂自然下垂，放鬆肩膀和手臂的力量，稍微擺動一下雙手，舒緩一下緊張的身心。

進行的時候有四種不同的手勢，分別是使用到指腹的「輕碰」、雙手輕握的「貓爪」、兩手下垂擺動，以手背輕拍對方的「象鼻」、整個手掌輕柔觸碰的「輕拍」。

進行的方式為兩人一組，以前後的方式坐在沒有靠背的椅子上。先把手放在對方的肩胛骨內側，以輕彈的方式雙手交互碰觸對方的背部，邊拍邊往下移動，直到背部中間的位置之後，改用「象鼻」的方式輕拍。

接著從肩膀往手肘的部位輕碰，注意是輕輕拍，不是像捶背一樣用力。接著輕碰脖子和頭部。這兩個部位對於碰觸會比較敏感，所以在碰觸之前可以先詢問對方。

接下來重新坐回椅子上，以「貓爪」的手勢輕拍對方的背部。動作就像輕輕地把手腕的重量放到對方背上，而不是用力壓。全部都做完之後可以問對方想再加強哪個部位，最後以整個手掌交互輕拍背部。結束的時候在背部和手臂由上往下來回撫摸，作為結束。以上所有步驟大概花10~15分鐘慢慢進行。

「Tapping Touch」的基本方法

把手放在對方的肩胛骨內側，以雙手交互的方式，由上往下邊拍邊移動，直到背部一半高度的位置之後，改用手背輕拍的方式碰觸對方背部。

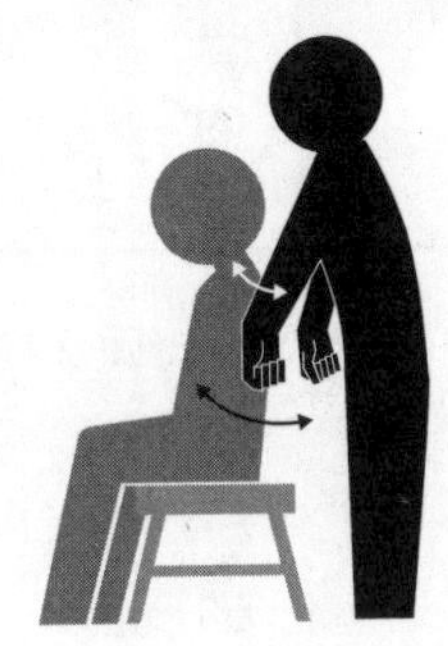

2

接著從肩膀輕拍到手肘，然後是脖子和頭部。最後回到背部，用像貓咪腳踩的方式輕輕拍打。

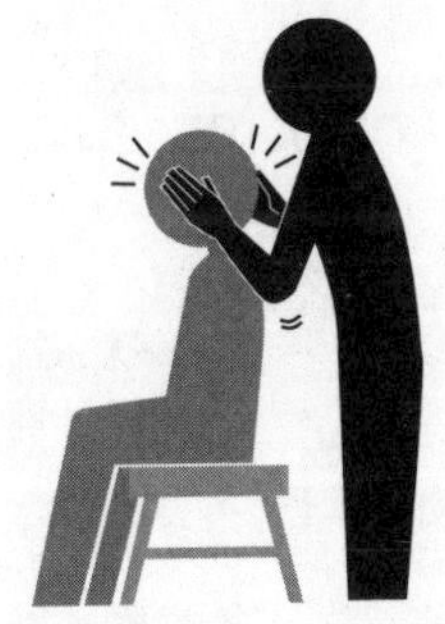

3

最後用整個手掌左右交互輕拍背部。結束前在背部和手臂由上往下來回撫摸。

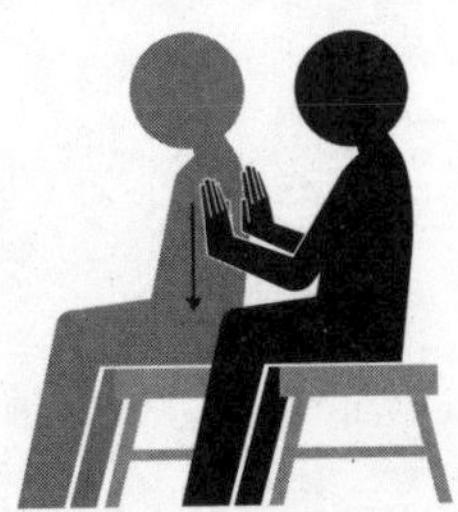

用聽的就能放鬆、消除壓力！什麼樣的音樂對大腦有好處？

關鍵字　對右腦有幫助的聲音

聲等。右腦並不會專心聽這些聲音，而是幾乎在無意識的狀態下讓這些聲音掠過大腦，透過這樣讓左腦獲得休息，右腦開始活動。市面上就有很多有放鬆效果的音樂CD，大家可以多加利用。

依照不同時段聽不同效果的音樂也很有幫助，例如早上聽太鼓等有節奏感的音樂，促進血清素分泌，使大腦在舒服的狀態下清醒，準備迎接接下來一整天的刺激。挑選節奏接近人

讓右腦感到舒服的音樂能有效消除壓力

人會用左腦聽有旋律和歌詞的音樂，用右腦聽大自然的聲音或太鼓的節奏等聲音。其中能讓大腦放鬆、血清素分泌的是對右腦有益的音樂。換言之，選擇右腦喜歡的音樂來聽，就能有效消除壓力。

大自然的聲音指的是鳥啼聲、溪水聲、風

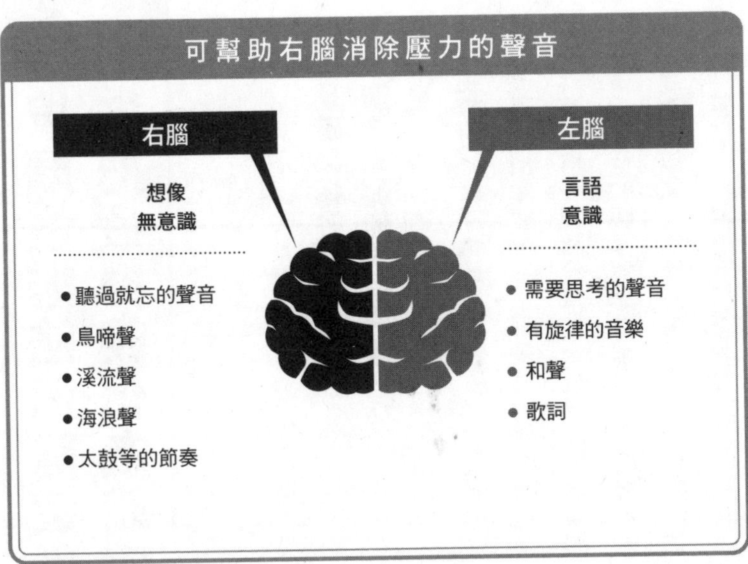

體脈搏的音樂效果更好。晚上如果想靜下來好好睡一覺，適合聽一些可以放鬆的大自然音樂。聆聽這一類的音樂時，最重要的是不要太專心在音樂上，要讓音樂「左耳進右耳出」。邊看書邊聽等也是不錯的方法。

心靈健康小筆記

聽莫札特的古典音樂能提升記憶力？

據說莫札特的音樂能夠幫助提升記憶力，也有人分析他的音樂因為會讓人釋放α波，所以有幫助記憶的效果。只不過，α波雖然跟放鬆有密切關係，但是科學研究尚未證實也具有提升記憶力的作用。

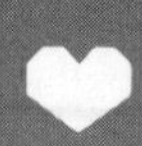

按摩沒辦法消除疲勞？先把疲勞轉化為明確的數字

關鍵字
掌握自己的狀態

其中的原因就在於「個人差異」。這是因為如果不瞭解自己當下的身體狀態，不知道自己的身體在何種狀態下最能發揮表現，就算是專業的照護人員也幫不了忙。所以一定要先正確瞭解自己的身體，這才是消除疲勞的第一步。

想正確瞭解自己的身體，最重要的是用客觀的方式來思考，也就是把疼痛和肌肉的緊繃等疲勞程度轉化成數字。舉例來說，不是「感

就算是職業運動員也沒辦法光靠他人就消除疲勞

疲勞的時候按摩雖然很舒服，但是光靠這樣並沒辦法消除疲勞。不管是技術再好的推拿師，就算付再多錢請他幫忙，也很難消除身體的疲勞。現今的職業運動員都有專業的醫療團隊及設施可以幫忙消除疲勞，但是如果過度依賴這些幫助，疲勞只會愈來愈難消除。

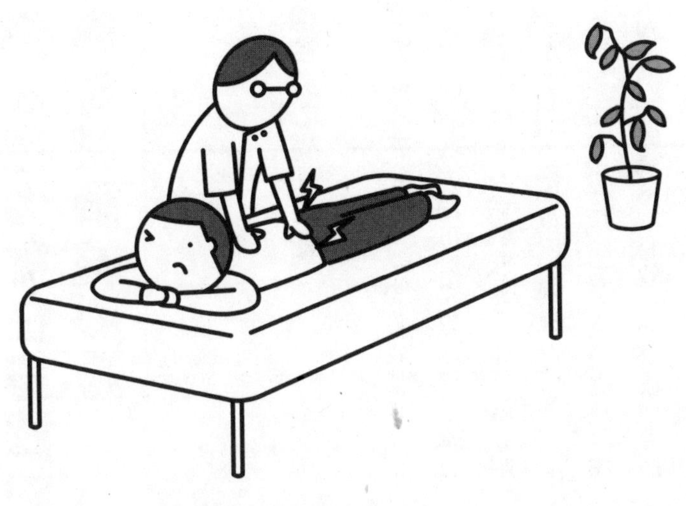

覺腰痛」，而是「以1～10來說，現在的不舒服程度大概是7」。如果根據過去的經驗，知道自己「放任腰痛不管，3～4天後會容易閃到腰」，在腰痛的第2天就要處理，只有這樣才能有效地治療身體的疲勞。

心靈健康小筆記

真正有效的治療必須量身設計

沒有一種治療方法適用於所有人。對某些人有效的方法，對自己不一定也有效。對肩膀有效的治療法，也不一定就能用來治療腰痛。只能用心感受身體每一處的狀態，以量身設計的方式來治療。

把注意力擺在身體的中心！靠身體調整心靈

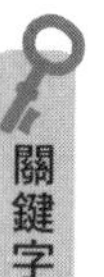

關鍵字　Centering、Grounding

靠想像調整心靈和身體

想讓心情冷靜下來，或是從壓力中獲得釋放的時候，有些方法可以靠想像和意識的力量來調整心理和身體的狀態。以下就介紹「Centering」和「Grounding」兩種方法。

「Centering」用在想冷靜下來或提升專注力、發揮能力的時候特別有效。坐著或站著都可以，把身體挺直，注意力先集中在身體的中心線，然後再慢慢轉移到肚臍下方約10公分處的下丹田部位。只要把注意力集中在這一點，就不會受到任何事情的動搖。據說當年全壘打王王貞治在陷入低潮的時候，就是靠這個方法找回專注力。

「Grounding」的方法則是兩腳站在地面，身體挺直。想像從地球的中心湧現一股能量，自己正慢慢吸取這股能量，成為它的主宰，接著再想像自己和宇宙中心產生連結。透過這樣

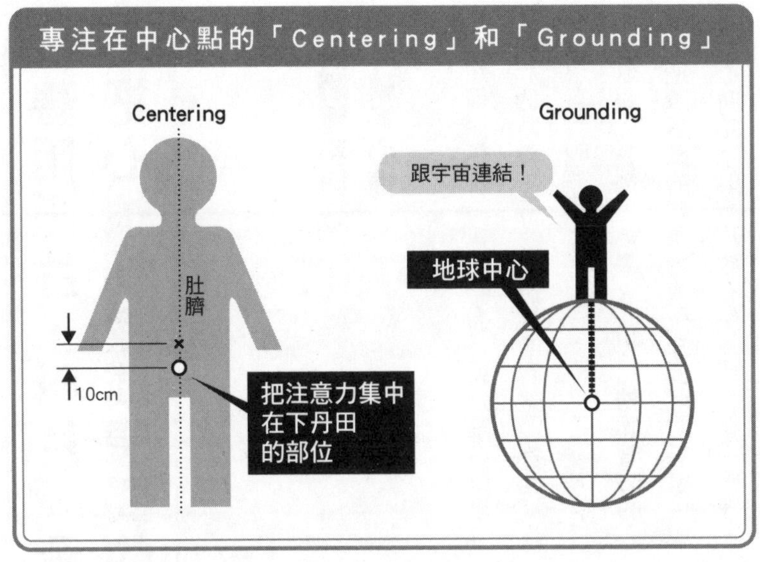

讓自己從壓力中被釋放，將心靈調整到能夠應對各種問題的狀態。

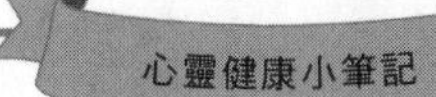

用守護自我心靈的「Shielding」法阻隔壓力

守護自我心靈還有一種方法叫做「Shielding」，也就是想像身邊有一道由各種喜歡的顏色和形狀打造出來的屏障，可以把難以接受的事物阻隔在外，接納所有可以接受的事物，藉此守護自己的心靈。

善用照片、影片、音樂，把心情切換成想要的狀態

關鍵字　喜歡的回憶

藉由瀏覽和回想隨時轉換心情

想提振精神、找回動力，或是讓自己變得更開心的時候，照片、影片、音樂等都是切換心情很有效的方法。

以照片為例，會讓人回想起拍照當時的心情。把跟喜歡的對象，或是在喜歡的場所，或是開心時拍下的照片收在相簿或存在手機裡，隨時拿出來重新回味，轉換心情。也可以把喜歡的照片收集起來做成拼貼。

欣賞影片和音樂也有同樣效果。如果覺得某部電影會讓自己產生努力的動力，或是某一首歌可以讓自己變得更有精神，之後就可以透過重新回味來輕鬆地轉換心情。就算不是真的再看一遍，在腦海裡回想感動的片段，或是在心裡哼唱曲子，也能獲得同樣的效果。大家不妨也把自己喜歡的影片、電影、戲劇的某一幕

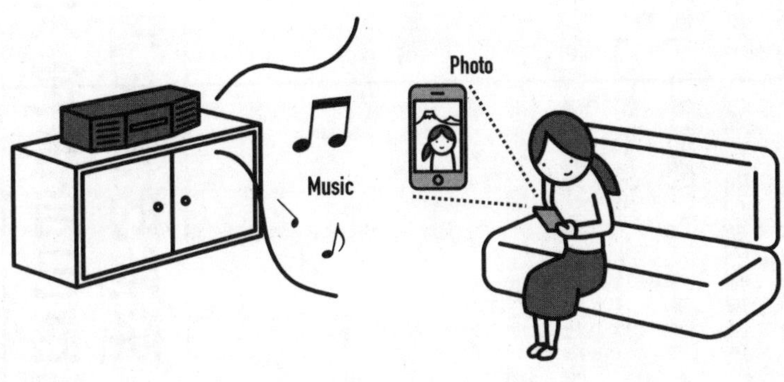

場景或是音樂等，如珍藏般儲存在大腦裡，方便日後配合心境重新回味，有效地轉換心情。

心靈健康小筆記

用喜歡的香氣
轉換心情
讓自己冷靜下來

大部分的刺激都是經由神經的傳導迴路傳到大腦，但是香氣卻是直達大腦，所以可以讓人快速從壓力下轉換心情。葡萄柚或薰衣草、茉莉花等芳香精油都是不錯的選擇。

mental ni
iikoto
chou taizen

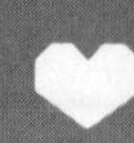

說不定是自己曲解了現實？正面思考的陷阱

關鍵字　善用負面思考

憤怒、不安的情緒也有它的意義

正面思考一般被視為是「好事」。如果壓力導致充滿負面思考和情緒，對身心健康都會造成危害。不過，如果是為了逃避壓力而告訴自己「無論任何事情都應該正面看待」，其實很危險。這是因為，正面想法確實是好事沒錯，但是如果矯枉過正，反而會讓人無法看清事實，把事情都往好的方面解釋，曲解了真相。這樣根本不可能克服困難，或是解決眼前的問題。

擁有負面情緒不是壞事，遇到無法接受的事情會生氣，對將來會感到不安，會害怕失敗，這些其實都是人類很自然的心理反應。接下來憤怒會讓人「想做對的事情」；因為感到不安，所以會做好準備，全力以赴以達成目標；因為害怕失敗，所以做事情會更謹慎。可

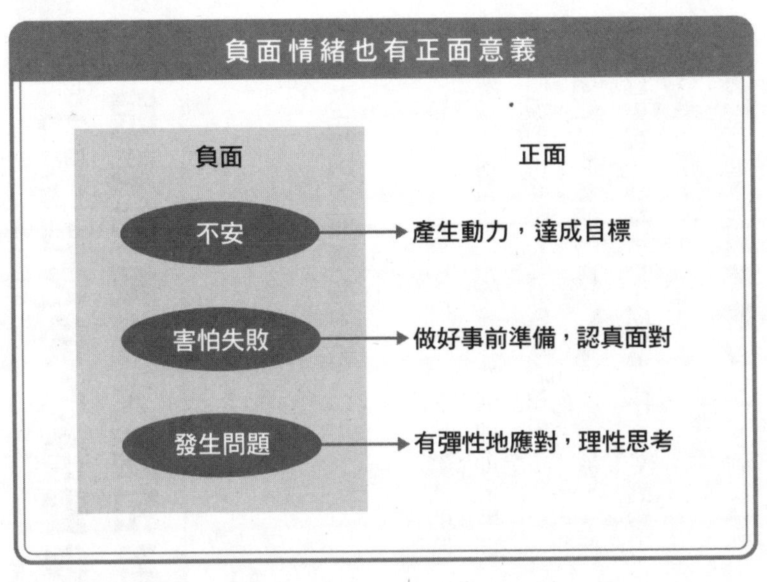

見即使是負面情緒，只要懂得善用，絕對不是壞事。大家別忘了一定要隨時看清現實，用彈性的態度和理性思考來看待事物。

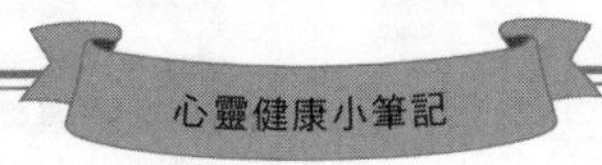

擁有強韌內心的名人是天生的嗎？

許多名人都擁有強韌的內心，包括前職業棒球選手鈴木一朗和黑田博樹，商界則有松下幸之助和孫正義、柳井正等。研究發現，強韌的內心大多和家庭環境有關，也可能是在瞭解道理和方法之後才學會養成的。

mental ni
iikoto
chou taizen

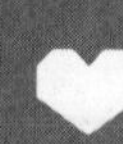

「哭過之後心情變得比較好」不是錯覺！眼淚能減輕大腦和身體的壓力

關鍵字　眼淚和壓力的關係

讓壓力藉由流淚獲得緩和

各位也有這種經驗嗎？不甘心或難過的時候，哭一哭會覺得比較好，非常神奇。事實上，眼淚對消除壓力有非常好的效果。

調節身體機能的自律神經分為兩種，一種是交感神經，活躍於白天的活動中，受到壓力會變得更活絡。

另一方面，放鬆時處於優位的是副交感神經則有降低體溫的作用，使身體進入休息狀態，主要活躍於睡覺時。但除此之外，流淚也能促使副交感神經產生作用，跟睡眠一樣具有舒緩壓力的效果。

眼淚分為三種：一是分泌用來保護眼睛表面的「基礎分泌性的眼淚」；第二種是為了沖走異物的「反射性的眼淚」；第三種則是受運動賽事或電影所感動，或遇到不甘心的事情所流下的「情緒性的眼淚」。這種眼淚是因為人

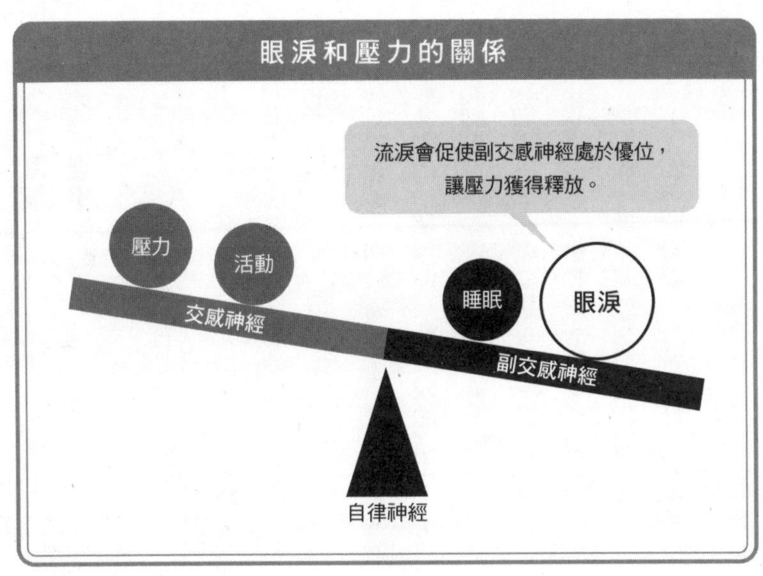

的共鳴所產生，所以跟共感腦有密切關係。流下情緒性的眼淚時，大腦內側前額葉的血流量會增加，對共感腦產生刺激，促使血清素分泌增加。這就是哭為什麼能幫助減輕壓力的原因。

心靈健康小筆記

只有大人會流下感動的眼淚

小孩雖然常哭，可是這些都是緩和壓力和不開心的眼淚，他們並不會流下感動的眼淚。這是因為小孩缺乏人生經驗，共感腦尚未發展成熟。如果能流下感動的眼淚，也許就可以說已經離長大成人更近一步了。

「想哭」就哭　壓力才能獲得減輕

看電視或電影想哭的時候，其實大腦會在哭出來之前的一兩分鐘就先準備情緒，增加共感腦的血流量。這時候交感神經處於優位，心跳會加速，血壓上升，進入壓力狀態。

流往共感腦的血液會在哭出來之前急速增加，使激動的情緒傳達到整個大腦之後，接著切換成副交感神經優位，開始流下眼淚。這就是流淚的過程。在副交感神經處於優位之後，壓力也獲得減輕。激動的大腦則會隨著繼續流眼淚慢慢冷靜下來，心跳和血壓也跟著下降。

為了想知道流眼淚的效果，有一項實驗利用測量緊張、不安、混亂等短暫情緒指數的心理測驗，調查人在觀看悲傷電影前後的心情變化。結果發現，看電影時哭得很傷心的人，哭完之後「緊張、不安」和「混亂」兩種心情指數，會比看電影之前大幅下降，而且大部分的人都覺得「哭完之後心情好多了」。相反地，沒有哭的人在心情指數上幾乎看不到任何變化，對看完電影的感覺則是「覺得心情悶悶的」。由此可知，「想哭」的時候，哭出來對心情反而更有幫助。

不過，雖然哭有助於紓解壓力，但是如果太常哭，也要特別留意。如果覺得自己總是感到焦慮不安、食慾變差、難過持續太久，或是被認為動不動就愛哭，感覺不太對勁時，就要懷疑有憂鬱症的可能。

當不安、擔心的壓力到達頂點時，突然之

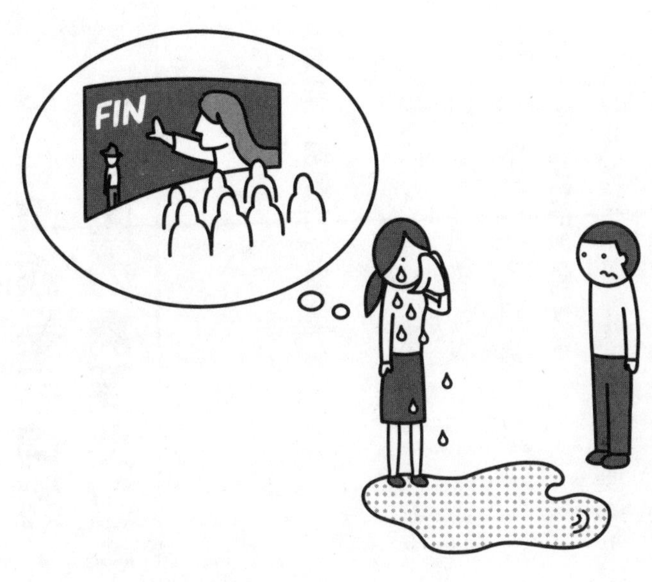

間崩潰大哭，這都可以視為是身體的本能防護。在心病找上門之前先求助專業機構，避免自己一個人空煩惱，這也是維持心理健康的方法之一。

心靈健康小筆記

人為什麼會哭？哭完之後有什麼感覺？

生物學家威廉・弗雷（William Frey）指出，情緒性的眼淚背後的原因，以女性來說，5成是難過，2成是開心，1成是憤怒，剩下的則是同情、擔心和恐懼。另外，有85%的女性會覺得「哭過之後心情變得比較好」，男性的比例則是73%。

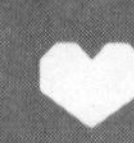

只有流淚是不夠的，舒緩壓力需要哭對「方法」！

能有效舒緩壓力的哭法

並不是哭就一定能消除壓力，想消除壓力，關鍵在於必須刺激共感腦流下「情緒性的眼淚」。以下就為大家介紹幾個技巧。

技巧①：挑選感動的戲劇和電影

就算是愛情片，也要挑選賺人熱淚的主題。不過恐怖片會造成共感腦的血流量減少，就算看了會哭，也無法促使血清素分泌。

關鍵字 有效的哭法

技巧②：一個星期哭一次就好

眼淚的效果是持續性的，所以一個星期大概哭一次就好。也可以選在感覺有壓力累積的時候。

技巧③：哭個5分鐘就夠了

只要對主角產生共鳴而感動，實際上哭的時間大概5分鐘就夠了。

技巧④：晚上哭效果更好

比起白天，晚上的情緒比較容易激動，也較

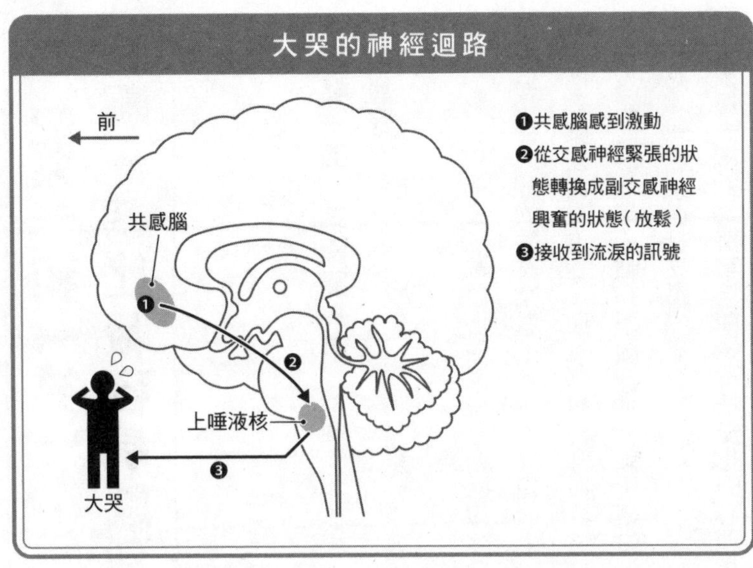

容易感動落淚。而且還有洗去一天壓力的效果。

技巧⑤：想哭就哭，不要壓抑

如果強迫自己別哭，交感神經會持續處於優位，讓人持續處於高壓的狀態，造成鬱悶的心情無法排解。

別想太多，全心全意跟主角的情緒產生共鳴，讓眼淚自然落下吧。

心靈健康小筆記

利用週末大哭一場 發洩一整週的壓力

想利用眼淚來刺激血清素分泌，建議可以善加利用週末的時間。不只能將一整個星期累積的壓力一掃而空，晚上晚點上床睡覺也不用擔心隔天上班會遲到。就算把眼睛哭腫了，隔天休假在家也不用擔心。

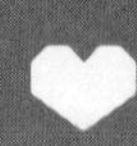

「哭」和「笑」，哪一個比較容易感到快樂？

關鍵字　哭和笑的效果

沒事笑一笑，偶爾哭一下效果最好

「哭」和「笑」雖然是兩個完全相反的行為，但是從大腦的觀點來看，兩者十分相似，都是前額葉血流量增加，而且都有提升血清素和免疫功能的效果。唯一不同的是，哭所產生的反應比較大，而且效果更持久。

根據一項針對哭和笑前後心情變化的心理測驗顯示，哭過之後「緊張、不安」、「混亂」的感覺會獲得減輕，笑完之後則會感覺「恢復活力」。換言之，笑的紓壓效果雖然不如哭來得好，不過能讓人產生活力，變得更有精神。另外，哭所帶來的負擔超乎想像，因為在流下感動的眼淚之前，身體會先短暫承受到強大的壓力。相反地，笑最方便的一點就是隨時都能笑。近年來醫界也開始善用笑能提升免疫力的效果，這一點恐怕就是看中笑的方便性。

笑的時候，與其小聲地笑，不如捧腹大笑效果更好。沒事笑一笑，偶爾哭一下，生活就靠這個方法來減輕壓力吧。

「哭」和「笑」的差異

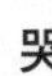

哭

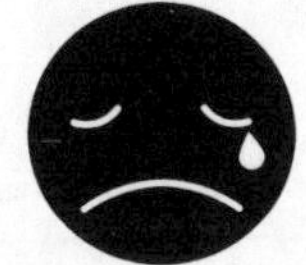

- 緩和不安和緊張
- 減輕壓力
- 平衡自律神經
- 活化免疫系統
- 一次的效果非常大！

笑

- 帶來活力
- 稍微活化血清素神經系統
- 稍微減輕壓力
- 適度平衡自律神經
- 活化免疫系統
- 可當成一種有節奏的規律性運動，容易實踐！

心靈健康小筆記

偶爾跟另一半或朋友一起哭

大部分的情況都是自己一個人流下感動的眼淚，但是如果跟他人一起感動流淚，彼此的共感腦會產生共鳴，比自己一個人哭的效果更好。換言之，跟情人或另一半、朋友一起看電影或觀看賽事，對消除壓力是非常好的一種作法。

心理健康名言

不是「強迫自己早睡早起」，
而是「順應生理時鐘」，
把睡眠當成一種技巧，
聰明地善用它」。
這才是忙碌的上班族
必須具備的觀念。

職能治療師

菅原洋平

第 5 章

時間管理的成功關鍵！

消除當天壓力的睡眠術

每天累積的壓力，
最好的辦法就是透過優質的睡眠當天消除。
掌控睡眠也是時間管理非常重要的成功關鍵。

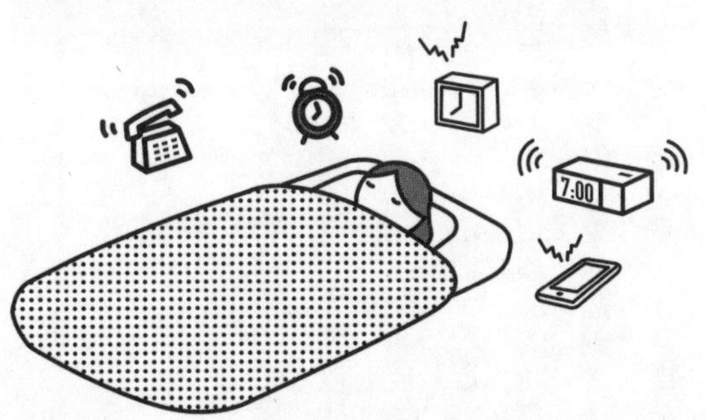

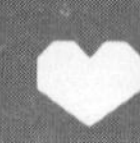

人為什麼一定要睡覺？人類跟睡眠的密切關係

關鍵字　睡覺的大腦、不睡覺的大腦

不睡覺的大腦與非睡不可的大腦

人為什麼要睡覺？也許有時候會整夜玩樂，或是熬夜加班工作，但是不可能永遠醒著。不只精神恍惚、專注力無法集中，甚至有人三天以上不睡覺就會出現幻聽和幻覺。

這些現象從大腦的構造來思考會比較容易理解。大腦分為負責維持呼吸和體溫的「不睡覺的大腦」，以及負責思考和創造、記憶的「非睡不可的大腦」。非睡不可的大腦包括了大腦新皮質，負責處理大量情報，使人能夠在生活中全力以赴，進行思考、創造、記憶等精密的心理活動。因為如此，所以清醒的時候愈長，大腦會愈感疲勞，變得愈來愈遲鈍。這時候就必須以睡覺的方式定期休息，才有辦法維持正常活動。

順帶一提，人在睡覺的時候，專司記憶的

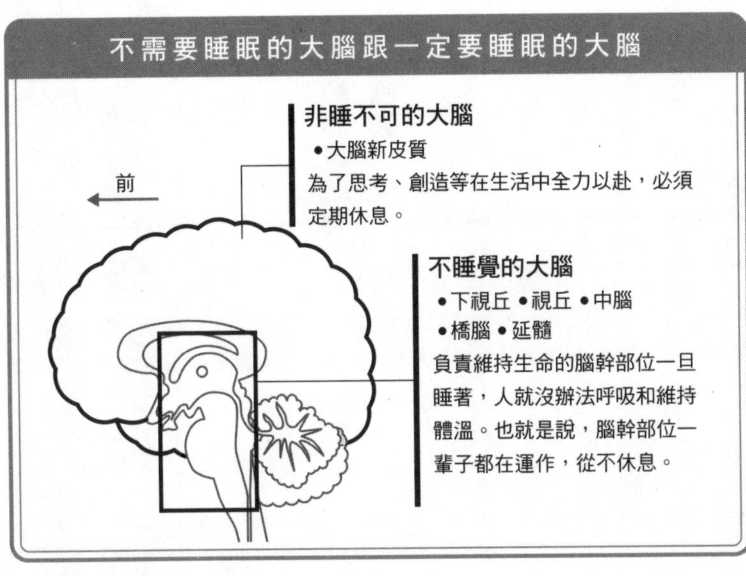

海馬迴仍然會繼續作用，透過整理記憶的功能將不必要的記憶刪除。這就是為什麼比起熬夜苦讀，念完書之後好好睡一覺更有助於記憶的原因。

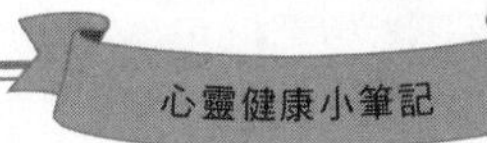

大腦一旦超出負荷
身體就會以本能行動

長期睡眠不足會造成大腦超出負荷，讓人無法理性思考，變得一切以本能為優先。結果就是容易出現食慾過盛、易怒、情緒不穩等無法控制的情況。

mental ni
iikoto
chou taizen

短時睡眠者的效率差！睡眠時間至少要7個小時

關鍵字　適當的睡眠時間

適當的睡眠時間因人而異

坊間有不少關於短時睡眠的書籍。正值中壯年的上班族，就算犧牲睡眠時間，也想在事業上多打拚一點。這種想法固然值得稱許，但是從大腦健康的觀點來說，想靠短時睡眠消除超時工作的疲勞，實在有困難。因為活動時間愈長，消除疲勞就需要更多時間。不管人類再怎麼進化，都無法改變靠夜晚睡眠消除白天疲勞的日行性動物的生理特性。

根據厚生勞動省的調查，人的睡眠時間會隨著年紀增長而變少。15歲前大約是8個小時以上，25歲是7個小時，45歲約6個半小時。換句話說，20～49歲的理想睡眠時間大約是7個小時左右。

只不過，適當的睡眠時間因人而異。至於自己要睡多久才夠，可以透過仔細觀察每天早

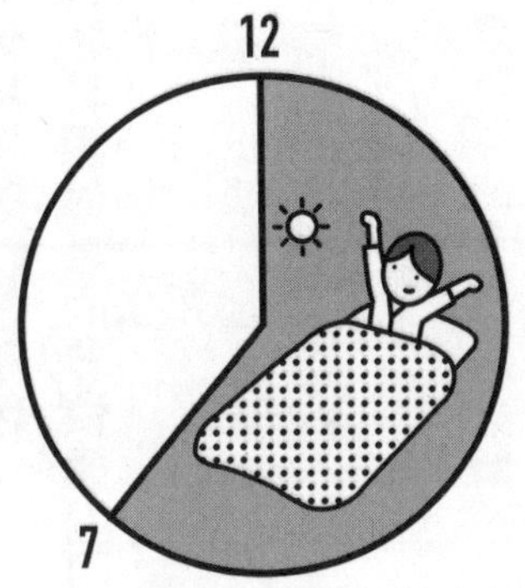

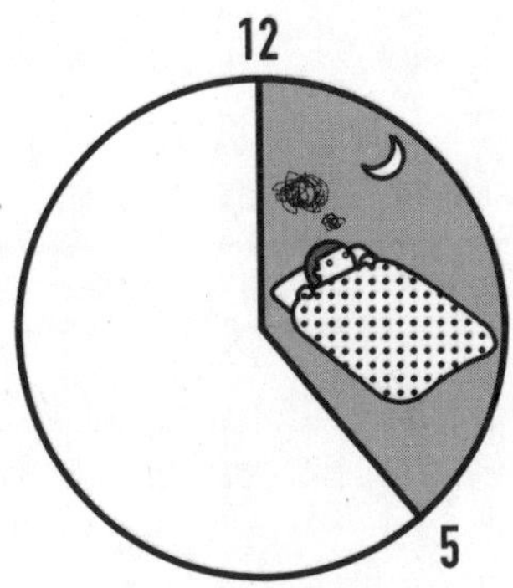

上起床時的感覺來掌握。如果起床後覺得疲倦或想睡，可以回想前一天做了什麼事、吃了什麼、睡了多久。睡眠時間也不是愈長愈好，睡太久會造成大腦需要花更多時間才能切換成活動模式。

心靈健康小筆記

約有5%的人是短時睡眠者

適當的睡眠時間因人而異，這世上約有5%的人是短時睡眠者，睡不到6個小時也不會有影響。據說拿破崙跟愛迪生就是如此。另外同樣有5%的人是必須睡滿9個小時以上的長時睡眠者。

心理休息快速動眼期和大腦和身體休息的非快速動眼期

睡眠可以讓身心獲得休息、消除疲勞，不過事實上身心並非一直處於休息狀態。睡眠一般來說分為「淺層睡眠」的快速動眼期，以及「深層睡眠」的非快速動眼期。一入睡沒多久會先進入快速動眼期，經過約30分鐘以後到達更深層的睡眠，再經過60分鐘才進入非快速動眼期。整個睡眠期間就是像這樣90分鐘一個循環不斷重複。

快速動眼期跟非快速動眼期的睡眠品質相差非常大。在快速動眼期的階段，眼睛雖然是閉著，但是眼球和大腦仍繼續在活動。尤其大腦的海馬迴特別活躍，正忙著強化記憶。近年來的研究也發現，快速動眼期對情緒上的壓力具有緩和的效果。

在非快速動眼期的時候，眼球會停止運動，大腦和身體也會進入休息狀態。在大腦消除疲勞的同時，尤其是剛入睡的3個小時，生長激素會大量分泌，促進肌肉和肌膚的再生。這段期間對記憶的影響也很大，快速動眼期可幫助記憶強化，非快速動眼期則有統整記憶的效果。白天清醒時，只有小範圍的記憶會相互連結。不過在非快速動眼期的階段，大腦的所有記憶都會連接在一起。

睡眠除了休息和消除疲勞的重要意義之外，也具備記憶、肌膚和肌肉再生等意義。大家一定要掌握最適合自己的睡眠時間，讓睡眠成為身心健康的助力。

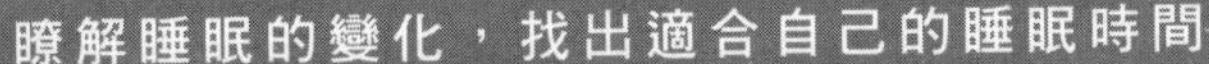

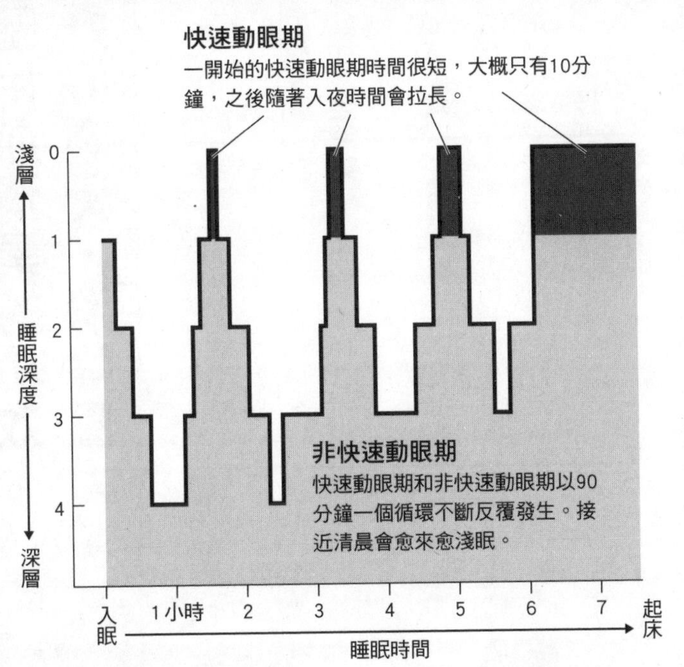

快速動眼期	非快速動眼期
●原始的睡眠型態，在每一種動物身上都能見到 ●眼球小幅度地轉動 ●身體停止活動，可是大腦處於淺層睡眠 ●常會作夢 ●有心跳、呼吸、血壓等自律神經的變化	●進化後的睡眠型態，常見於大腦發達的哺乳類和鳥類身上 ●眼球不會動 ●雖然熟睡，但是肌肉處於緊張狀態，所以不會翻身 ●鮮少作夢 ●分泌生長激素

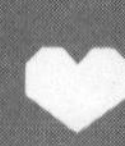

善用血清素的功效，好好睡覺，消除壓力

關鍵字　交感神經、副交感神經

自律神經平衡壓力才能完全消除

大家常聽到的「優質睡眠」，到底指的是什麼狀態呢？如果從舒緩壓力的觀點來看，自律神經確實達到平衡，能將身體壓力完全消除的睡眠，就稱得上是「優質睡眠」。

白天活動、感覺到壓力的時候，是「交感神經」在作用。睡覺或是放鬆的時候，身體是「副交感神經」處於優位，負責舒緩白天的壓力。

這兩者的切換若取得平衡就沒什麼問題，但假使交感神經過度活躍，導致副交感神經無法確實發揮作用時，身體的壓力就沒辦法獲得恢復，隔天仍然會感覺疲勞和不舒服。因此，促進血清素分泌，使副交感神經確實發揮作用，成了優質睡眠最重要的關鍵。

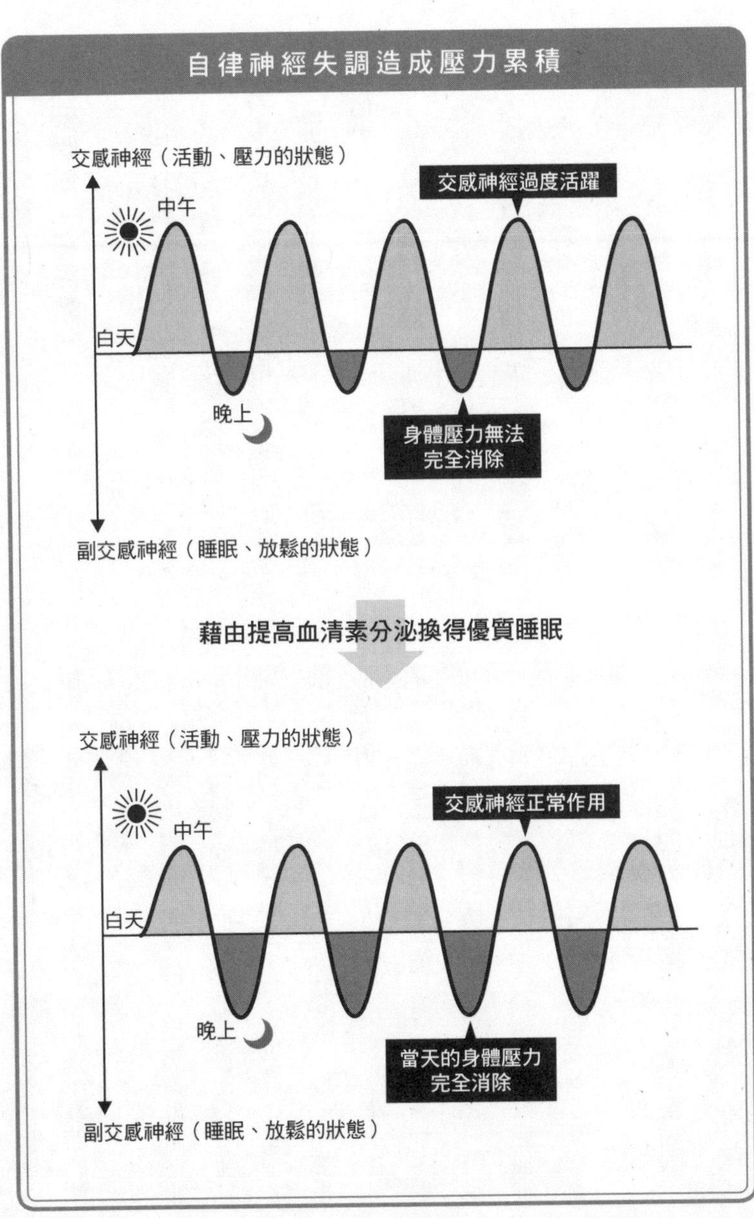
自律神經失調造成壓力累積
交感神經（活動、壓力的狀態）
交感神經過度活躍
中午
白天
晚上
身體壓力無法
完全消除
副交感神經（睡眠、放鬆的狀態）
藉由提高血清素分泌換得優質睡眠
交感神經（活動、壓力的狀態）
交感神經正常作用
中午
白天
晚上
當天的身體壓力
完全消除
副交感神經（睡眠、放鬆的狀態）

能讓人變年輕的體內安眠藥「褪黑素」

人類的身體接觸到光亮會醒來，變暗就會想睡。這是俗稱「體內安眠藥」褪黑素的作用。若要褪黑素確實發揮作用，熟悉的血清素就成了非常重要的關鍵。以下就為大家說明這兩者的關係。

早上起床一曬到太陽，血清素就會開始在腦中分泌，使大腦清醒，身心感覺到活力。到了晚上，大腦就會以血清素為材料開始合成褪黑素。然後到了睡覺時間關上燈之後，褪黑素才會開始分泌。

褪黑素是由大腦內的松果體製造、分泌而成，會降低體溫，讓人產生睡意。分泌時間從凌晨0點到2點最旺盛，之後就會慢慢減少。褪黑素如果正常分泌，人就能熟睡，身體的壓力也能獲得紓解。

早上醒來曬到太陽之後，褪黑素就會停止分泌，取而代之的是血清素的分泌。只要生活規律，就算不刻意勉強，每天也會在差不多的時間起床，差不多的時間想睡，這一切都是血清素和褪黑素的功勞。如果「早上爬不起來」，或是「早上起床還是覺得很累」，很可能是血清素或褪黑素分泌不足的關係。特別是生活日夜顛倒的人，很多都會因為缺乏血清素而導致褪黑素分泌不足，進而打亂了睡眠節奏。

順帶一提的是，褪黑素不只會影響睡眠，它還有提升免疫力、保護心臟血管等其他功

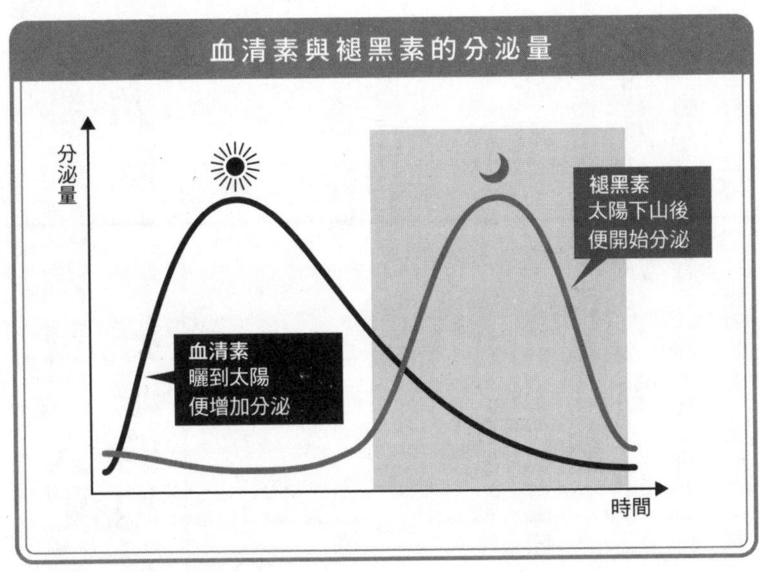

效。而且還能去除老化原因之一的活性氧，具有抗老化的效果，可說是人體的超級荷爾蒙。所以不論是為了健康或美容，促進褪黑素分泌都是不得不做的事。

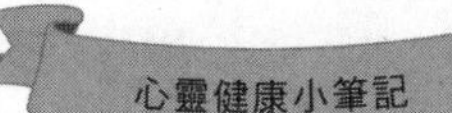

憤怒荷爾蒙
正腎上腺素
與血清素

控制睡眠和甦醒的神經傳導物質有血清素及正腎上腺素兩種。血清素與睡眠有關，俗稱「快樂荷爾蒙」。正腎上腺素和甦醒有關，又被稱為「憤怒荷爾蒙」。

mental ni
iikoto
chou taizen

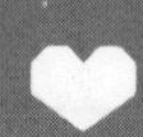

睡前喝酒會讓人更淺眠?! 妨礙一覺好眠的地雷飲料

關鍵字 睡眠品質差

喝醉了倒頭就睡不算是一覺好眠

某項調查指出，日本大約有48.3%的男性和18.3%的女性，平均每週有一天以上會喝睡前酒。酒精確實會讓人產生強烈的睡意，不過如果想睡得好，最好避免攝取酒精。因為喝醉睡著只會延長淺層睡眠的時間，深層睡眠的時間反而變得更短，造成疲勞無法完全消除。再加上酒精有利尿作用，會讓人半夜醒來，導致睡眠時間變得更短。喝酒甚至可能加速睡眠呼吸中止症候群等睡眠障礙的惡化。吃飯時喝點小酒雖然享受，不過最好還是避免在睡前喝酒。

除了酒精以外，大家都知道有強烈提神作用的咖啡因最好也要避免，例如咖啡和紅茶。但是很少人知道的是，咖啡因的作用可維持長達3～4個小時。換言之，如果晚餐的餐後飲

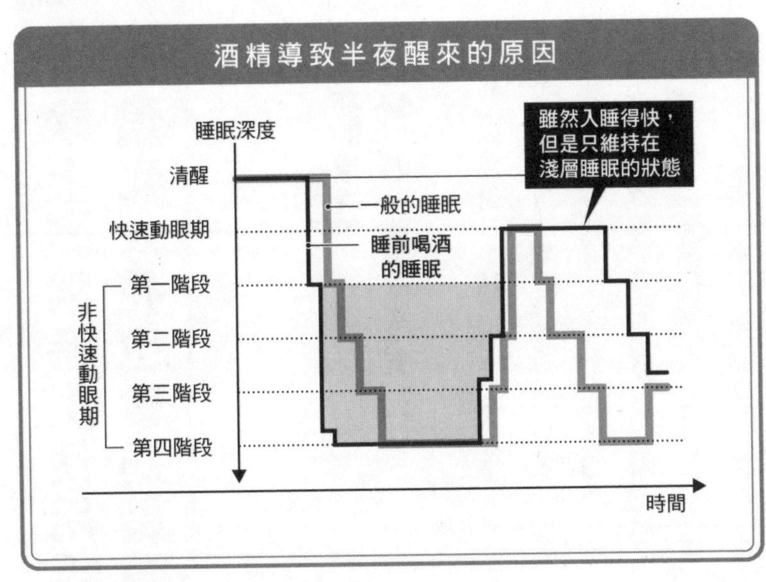

料含有咖啡因成分，很可能會讓你到半夜還睡不著。雖然咖啡因的效果因人而異，不過如果你是難入睡的人，傍晚過後就最好別再攝取。不含咖啡因的飲料也是不錯的選擇。

心靈健康小筆記

這些也都含有咖啡因！

咖啡因大多存在於咖啡、紅茶、烏龍茶、可樂和能量飲料中。另外像是有提神作用的口香糖和巧克力，或是巧克力口味的糖果、冰淇淋、咖啡果凍等也很容易誤食，一定要小心。

mental ni iikoto chou taizen

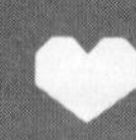

晚上嚴禁過度使用手機！燈光太亮也會妨礙睡眠

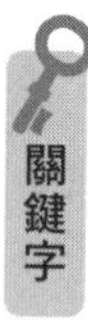

關鍵字 藍光

在明亮的環境下身體會以為「還不想睡覺」

起床後經過14～16個小時，當太陽下山、開始變暗之後，人體會開始合成褪黑素。也就是說，只要四周變暗，人就會開始想睡。可是如果晚上一直處於強光照射的環境中，身體會以為「現在外頭還很亮，應該還不需要褪黑素」，於是停止褪黑素的合成，讓人沒有睡意，難以舒服入睡。所以晚上最好關掉辦公室或房間一部分的燈光，或是盡量改用間接照明，降低四周的亮度。

24小時營業的超商是生活中便利的幫手，可是裡頭的燈光亮度足足是一般辦公室的2～3倍。下班途中如果在超商待太久，多少也會對褪黑素的合成造成阻礙。如果很晚了還要到超商買東西，動作愈快愈好，最好別逗留太久。

藍光阻礙睡眠的科學實證

英國牛津大學的研究團隊進行了一項實驗，研究人工照明的燈光對入睡時間和睡眠持續時間會造成何種影響。他們分別給實驗老鼠照射綠色、紫色、藍色三種不同顏色的燈光，得到以下結果：

綠色燈光……睡眠時間提早了 1 ～ 3 分鐘

紫色燈光……睡眠時間晚了 5 ～ 10 分鐘

藍色燈光……睡眠時間晚了 16 ～ 19 分鐘

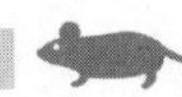

研究證實人工照明的燈光中，藍色燈光對睡眠造成的負面影響最為明顯。

另外，電腦和手機的畫面都會釋放俗稱「藍光」的強烈刺激光線，會阻礙褪黑素的分泌。雖然可以藉由阻隔藍光的螢幕貼來避免，不過最好的作法還是盡量減少使用這一類的3C產品。

心靈健康小筆記

晚上燈光太明亮 對睡眠中的褪黑素分泌 會造成阻礙

人在睡覺的時候，褪黑素會持續分泌，直到起床曬到太陽才停止。晚上如果燈光太明亮，很可能會影響到睡覺時褪黑素的分泌，不得不注意。大家不妨回頭檢視自己的生活習慣，別讓錯誤的作法影響了睡眠品質。

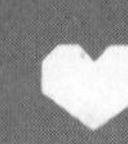

補眠只是在白費工夫！不如睡午覺的效果更強一百倍

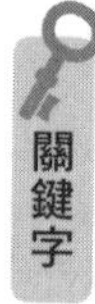

關鍵字 社交時差

週末補眠只會打亂生理時鐘

很多人都會犧牲平日的睡眠時間用來工作，到了週末再一次補回來。可是，這麼做別說是把睡眠時間補回來，只會打亂生理時鐘，只是個愚蠢的行為。舉例來說，原本每天早上7點起床的人，週末卻睡到中午才起床，這之間差距的5個小時對大腦來說就是時差。就像到時差5個小時的國家旅行一樣，睡眠跟清醒的步調全部被打亂。這種現象就稱為「社交時差」。社交時差會造成身體起床所需的皮質醇分泌不足，交感神經也無法活躍，導致精神恍惚、感覺身體沉重等不舒服的症狀。再加上因為起得晚，只好早午餐一起吃，造成中樞神經、末梢神經、生理時鐘全部被打亂。

週末原本應該好好休息，可是有些人到了收假前夕卻變得更鬱悶，陷入「週一症候

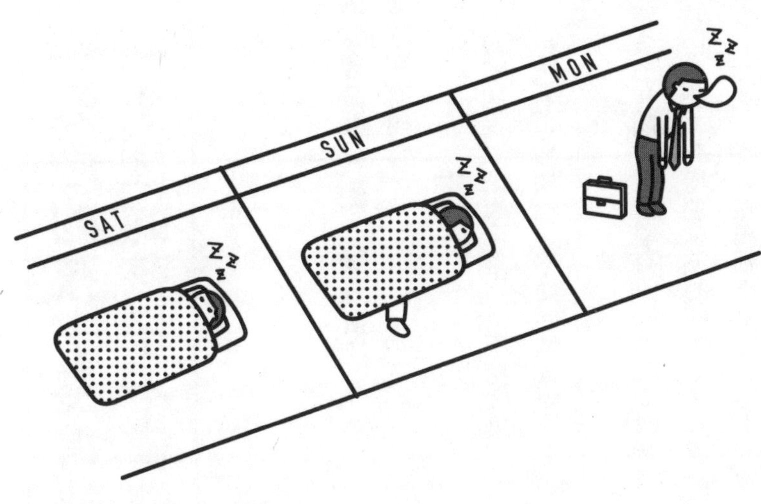

群」，原因很可能就是受到補眠的影響。不管平日或假日，每天固定時間起床，才有辦法用輕鬆的心情迎接休假後的開工。

心靈健康小筆記

重視「主動式休假」學會休息

很多長期工作繁忙的美國菁英和經營者，經常會陷入工作而忘了休息。可是這樣的結果只會導致工作效率變差，所以大部分的人都會採取「主動式休假」，提前好幾個月就先安排好休假。

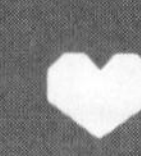

「愛睡的孩子長得快」說的是真的！「愛睡的孩子不會胖」也是事實

關鍵字　生長激素

睡太少會降低代謝、提升食慾　不會胖才奇怪

「想要認真減肥，可是完全不見效果。」如果各位也有這種煩惱，不妨回頭檢視一下自己的睡眠品質。

跟食慾有關的荷爾蒙有飢餓素和瘦體素兩種，其中飢餓素有增加食慾的作用，瘦體素則是會抑制食慾。當人在睡眠不足的狀態下，體內的飢餓素會增加，瘦體素會減少，使得食慾無法受到控制。再加上睡眠不足會容易感到疲累，讓人變得不想動，連帶造成能量的消耗和代謝也跟著驟降，相反地，食慾卻容易失控，陷入惡性循環。想要沒有壓力地瘦下來，首先最重要的可以說就是好好睡覺。

順帶一提的是，有句話說「愛睡的孩子長得快」。如果從大腦的運作來說，這句話說得一點也沒錯。因為腦下垂體分泌的「生長激

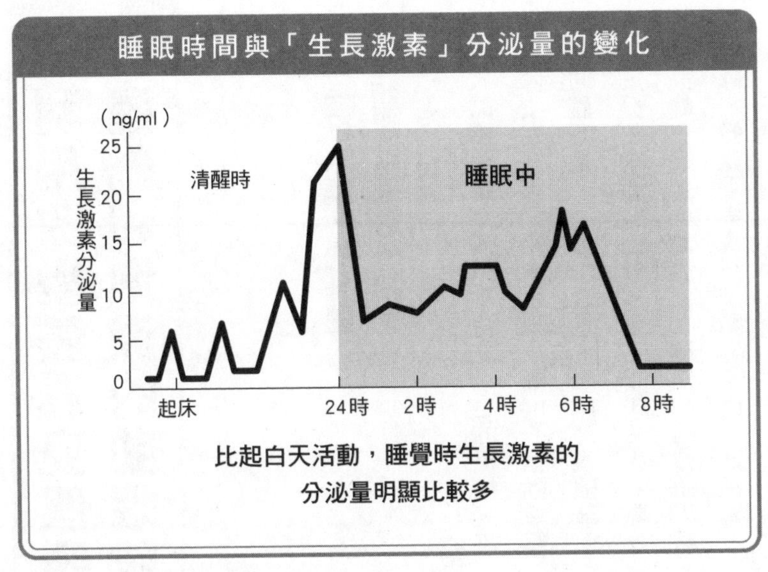

素」都是在睡覺時分泌。運動雖然也會分泌生長激素，不過量卻沒有睡眠時來得多。所以睡眠還是成長的最大關鍵。不僅如此，生長激素也能為肌膚帶來緊實和光澤，所以化妝品雖然有用，但是也別忘了要重視睡眠。

心靈健康小筆記

小孩不適合熬夜的原因

生長激素的分泌量會在入睡後的1個小時達到高峰，但是如果太晚睡會導致分泌量減少。隨著現代生活愈來愈多元，也有愈來愈多小孩會熬夜。只不過，站在孩子健康的立場來說，還是沒有什麼比早點睡更重要。

mental ni
iikoto
chou taizen

利用改變體溫克服睡不著的困擾！運動和泡澡的助眠效果

關鍵字　體溫變化

打造「好入睡」的身體操控體溫就靠這一招！

人的體溫雖然看似維持在一定的溫度，不過實際上在一天當中會呈現小幅度的變動。起床前的體溫是一天當中最低，起床之後隨著血清素的分泌會緩緩上升，到了下午4～6點達到最高峰。晚上，體溫會在褪黑素的作用下緩緩下降。體溫下降會讓人產生睡意，更容易入睡。

換句話說，先刻意提高體溫，然後再讓體溫慢慢下降，這之間的落差能讓人更容易產生睡意。

提高體溫有兩種方法，第一個是做些輕度的有氧運動。例如健走或慢跑個20～30分鐘，直到流汗為止，就能適度地提高體溫。之後等到體溫下降，自然就會想睡覺。另一個更簡單的辦法是泡澡，透過半身浴的方式，將身體直

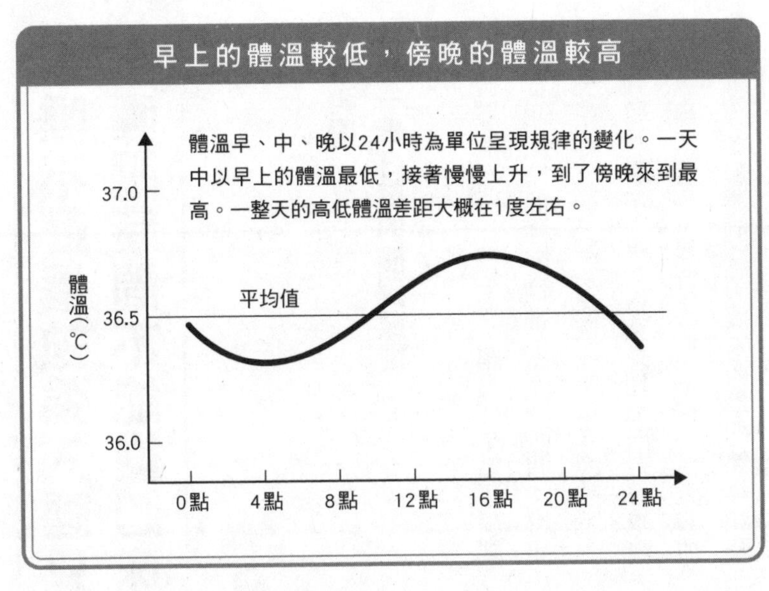

到胸口處都泡在熱水中，時間約15～20分鐘，直到出汗。藉由泡完澡後體溫下降的效果，讓自己產生睡意。

進行這兩種方法時要特別注意，過度激烈的運動或太熱的熱水，都會造成交感神經處於優位，變得更難入睡。大家可以邊試邊找出讓自己更快入睡的運動量和時間。

心靈健康小筆記

適合傍晚5點過後進行的助眠運動

白天整天坐著工作的人，可以利用傍晚5點過後再運動，例如慢跑、健走等。結束之後如果再到澡堂或健身房沖個舒服的澡，絕對會讓人愛上這樣的運動習慣。

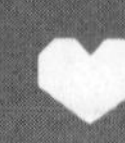

睡不著還勉強入睡只會增加壓力！睡眠時間不能從起床時間往回倒推

關鍵字　就寢時間

想睡再睡才是一覺好眠的關鍵原則

睡眠不足是百病之源。但是如果為了要睡飽，從起床時間往回倒推上床的時間，例如「明天早上6點一定要起床，所以今晚差不多11點就要睡覺」，這麼做意外地反而會導致睡不好。白天的長度每個季節不一樣，白天的活動程度也會影響到疲勞度。所以即便算好時間，也不一定就睡得著。

而且，上床之後萬一睡不著，反而會因為擔心「萬一失眠了怎麼辦」或「這樣下去明天也許會睡過頭遲到」而產生多餘的壓力，愈想大腦愈清醒、愈睡不著。

與其如此，不如等到有睡意了再上床，效率更好。就算比預定上床時間晚，只要起床時間不變，生理時鐘就不會被打亂。所以還是有耐心地等到有睡意再睡吧，就算覺得「到了隔

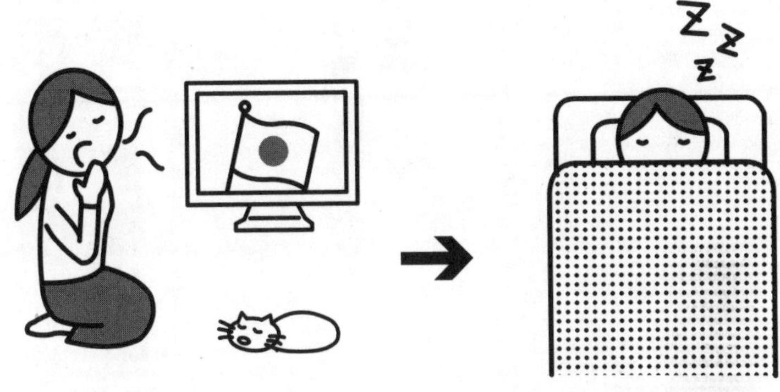

天應該會很累，很早就想睡了吧」也沒關係。但是如果一直盯著電腦或手機螢幕看，大腦受到藍光的刺激，反而會變得更不想睡。所以最好還是將燈光調暗，好好地休息，等待睡意的到來吧。

心靈健康小筆記

就算太早起床 也最好別睡回籠覺

早上如果起得比預定的時間早，應該很多人都會想睡回籠覺吧。但是奉勸大家最好別這麼做。因為在大部分的情況下，睡回籠覺不僅會睡過頭，而且醒來之後也不會有睡飽、神清氣爽的感覺。與其如此，利用午睡來補眠效果更好。

失眠的夜晚，就試試各種失眠對策吧

關鍵字 失眠對策

有時候不管怎樣就是睡不著，大腦特別清醒。遇到這種時候該怎麼辦呢？

雖然聽起來似乎有違常理，不過最簡單的方法就是，先從床上起來，別再繼續躺著。硬是強迫自己「趕快睡！一定要睡著！」，只會得到反效果。因為睡不著而焦慮，或是擔心隔天，都只會讓大腦更加興奮。這時候不如先起床，輕鬆地翻一翻雜誌，或是靜下來聽個音樂、放鬆心情，等待睡意自然產生。很多時候太擔心「睡不著」，反而會引發真正的失眠。上床之後如果經過30分鐘還睡不著，不妨就先起來做點別的事情，別再執著於一定要趕快睡著。

如果覺得時鐘的聲音太吵 不如就更專心地聽吧

睡不著的時候，很容易會不由自主地開始在意起時鐘秒針走動的聲音。這代表自己已經

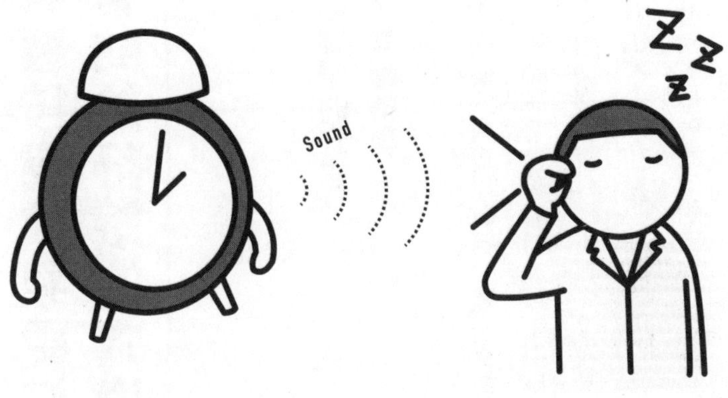

變得神經質，既然如此，不如就反過來聽個仔細。因為持續受到同樣的刺激會讓感覺遲鈍，變得不再在意。或者像是聽規律性的音樂會降低大腦的興奮程度，也會讓人想睡覺。

心靈健康小筆記

洋蔥真的有助眠效果嗎？

答案是「Yes」！洋蔥含有助眠的成分，可以讓人心情平靜，產生睡意。方法不是直接拿來吃，而是將洋蔥擺在枕頭旁邊，靠著聞洋蔥的香氣和成分來幫助入睡。這是非常有名的一個民間療法。

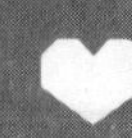

躺著按壓效果更好！有助於舒眠的穴道及按摩

關鍵字
有助眠效果的穴道

三個方便好記的穴道讓你想睡就睡得著

人體有幾個穴道可以改善失眠，真的睡不著的時候，不妨試著按壓看看。以下引用的是日本北里大學榮譽教授村崎光邦先生在其著作《最速熟眠法》中所介紹的三個穴位。

①百會穴：位於頭頂的穴道，是身體所有能量的交會之處。按壓這裡可以使體內流動的能量緩和下來，讓心情變得平靜、更想睡覺。

②天柱穴：位於脖子後方兩側髮際線處的穴道。按壓可以鬆弛肩膀肌肉，透過將集中在大腦的血液和氣往下引導至整個身體，使身體變暖，調整成適合睡眠的狀態。

③關元穴：跟婦科疾病有密切關係。尤其更年期的女性很多都會因為荷爾蒙紊亂導致失眠。這個時候就可以按壓關元穴來排解失眠症狀。

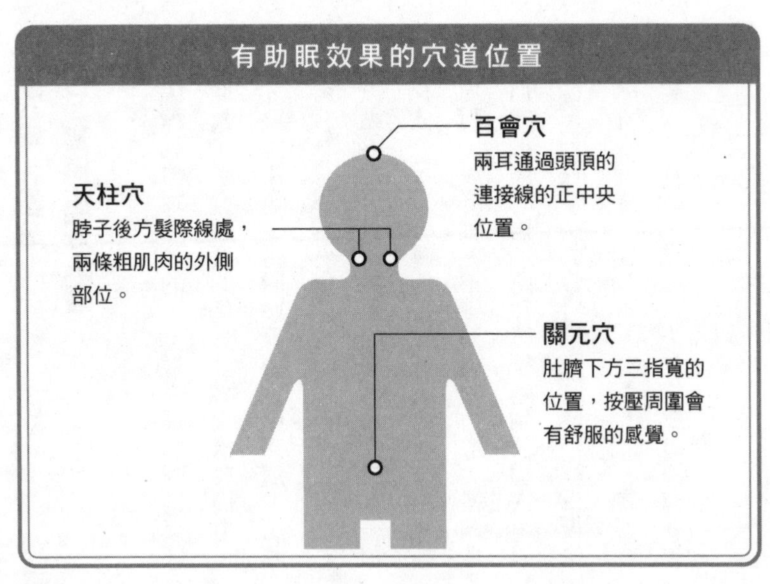

穴道的位置因人而異，可以自己按壓看看，如果摸到肌肉連接或僵硬的地方，按壓後感覺很舒服，就是穴道的位置。按壓的時候以指尖按壓，按到不會感覺疼痛的程度。用揉壓的方式慢慢地按壓再放開，時間大約1分鐘就夠了。

不管有多麼想睡，也不需要三個穴道都按。只要覺得心情和身體都變得放鬆，就可以停止了。

透過穴道和按摩讓自己變得更好入睡

想睡就愈睡不著的人，很多都是因為交感神經取代了引發睡意的副交感神經處於優位，所以才會睡不著。這時候只要按壓穴道，讓副交感神經恢復優位就行了。

按壓的地方包括腳底內側的「太白穴」和「公孫穴」，以「直線按壓」的方式，用大拇指的指腹，以舒服、不覺得痛的力道，慢慢地從太白穴按壓，再一路往下移動到公孫穴。只要壓個三分鐘，副交感神經應該就能恢復優位，產生睡意了。這時候可以記住前一刻按壓的感覺。要注意的是，反方向按壓就沒有效果了。

另外要介紹的是「轉筆按摩法」。這套方法應用到韓國針灸師柳泰佑獨創的「高麗手指針」，他主張人的手掌和手背可以對應到身體的各個部位，全身的穴道都集中在手上。只不過，一般人並非專業，很難找到正確的穴道位置。所以「轉筆按摩法」就是教大家利用一支筆就能找出穴道位置來按摩。

首先，一隻手手掌朝下放在桌上，利用另一手的手掌，以中指第二關節到指尖的部位將筆轉動。找到感覺疼痛的部位之後，用筆尖按壓約1分鐘。力道只要感覺適度疼痛就好，不必壓得太用力。用這種方法兩手交換進行。如果有輕度失眠的狀況，做完這個轉筆按摩法之後，可以再用手抓著中指上下按摩。

上床之後，也可以用膜拜的手勢兩手合掌

穴道的直線按壓法

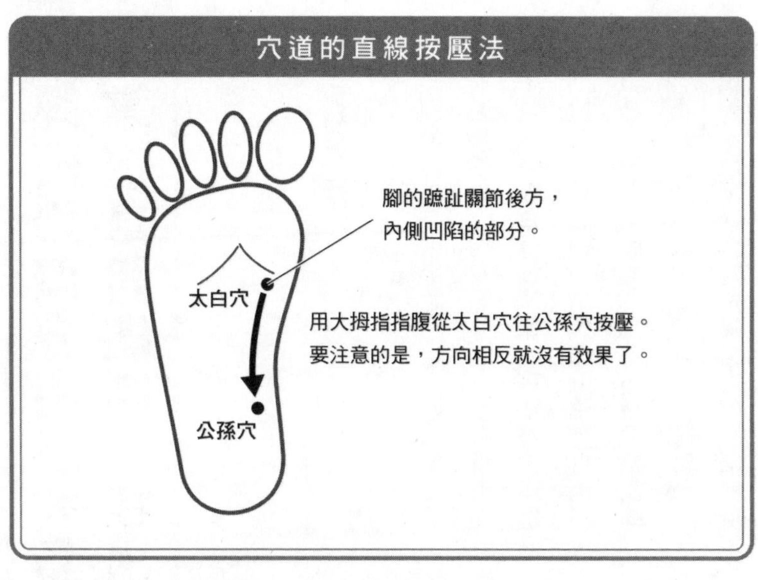

互相搓揉，接著再做深呼吸。手掌互相搓揉具有鎮靜的作用，可以讓全身放鬆，自然地睡意就會自動找上門。

心靈健康小筆記

提高體內二氧化碳濃度讓自己睡得更安穩

雙手手指併攏，將整個臉蓋住，然後慢慢用鼻子呼吸。持續3～5分鐘之後，吐氣的氧氣濃度會降低，二氧化碳濃度提升。這時候交感神經會受到壓抑，讓人心情變得平靜，可以睡得更安穩。

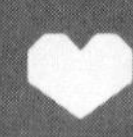

睡眠障礙分為三大類！掌握身體機制，找出最適當的應對辦法

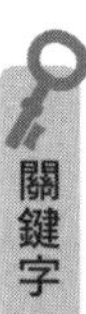
關鍵字　睡眠障礙

睡太久也不行

睡眠障礙指的是在睡眠方面發生某些異常，據說日本人大約有五分之一都有這方面的困擾。睡眠障礙會導致睡眠品質變差，或是睡眠時間變短，造成白天的疲勞無法獲得消除，不斷累積在體內。嚴重的話還會導致憂鬱症和生活習慣病，所以最好盡快求助於睡眠門診，採取應對。以下介紹的是最常見的三種睡眠障礙。

①難入睡：遲遲睡不著。應對的重點在於要等到有睡意再上床，別想著「一定要趕快睡才行」，給自己無謂的壓力。

②淺眠：睡覺的過程中醒來好幾次。這類型很多都是因為睡太久導致睡得不熟，所以半夜不斷醒來。可以透過延後就寢時間、養成早起習慣來獲得改善。

③早醒：比預定的時間早醒來，之後再也

常見的三種睡眠障礙

1 難入睡
遲遲睡不著

2 淺眠
中途醒來好幾次

3 早醒
比預定的時間早醒來，
之後再也睡不著

睡不著。會導致淺眠、更常半夜醒來。習慣靠酒精勉強入睡的人最容易發生。

心靈健康小筆記

找出自己需要的最佳睡眠時間

每個人需要的睡眠時間不一樣，一般來說大概是「白天不會想睡覺」的程度。如果白天工作時覺得精神恍惚或是很想睡，就有可能是睡眠不足所造成。

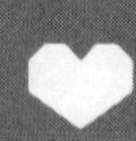

「愈睡愈累」嗎？可能是睡覺時忘了呼吸

關鍵字 睡眠呼吸中止症

大腦一直處於熬夜狀態！太胖的人要注意

睡眠障礙中最嚴重的就屬「睡眠呼吸中止症」。日本有9％的男性和3％的女性都有這種症狀。如果發現自己會打鼾，或是白天有強烈的睡意，最好就要懷疑是不是也有睡眠呼吸中止症。

睡眠呼吸中止症指的是睡覺時呼吸停止的無呼吸（Apnea），以及幾乎停止的低呼吸（Hypopnea）不斷反覆出現。疲勞會造成喉嚨肌肉和舌頭容易鬆弛下垂，壓迫到呼吸道，變得容易打鼾。太胖的人呼吸道也會因為脂肪太厚而變得狹窄，提高了睡眠呼吸中止症的風險。亞洲人因為骨骼結構的關係，呼吸道較窄，因此風險也比較高。

睡覺時若呼吸道完全阻塞會有致命的可能，所以大腦會驚醒打開呼吸道，恢復呼吸。

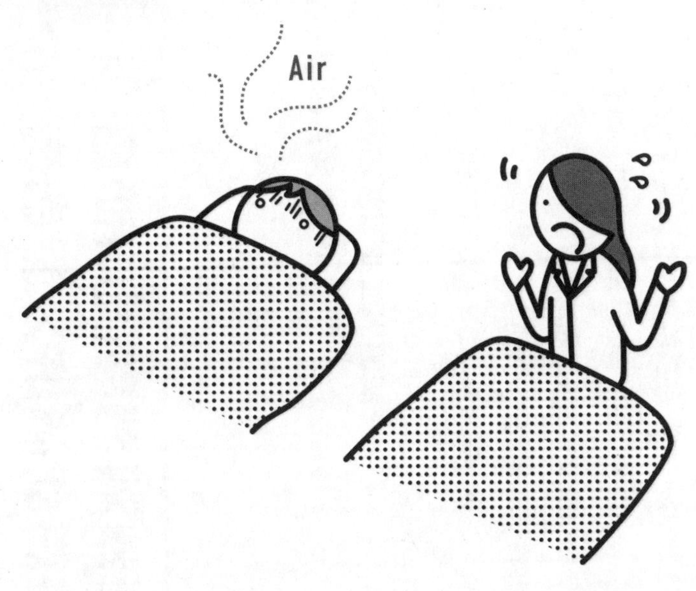

這種情況整個晚上不斷發生，使得大腦幾乎一直處於清醒的狀態。別說是消除疲勞了，甚至會帶來更多疲勞，造成症狀更加惡化。

睡眠呼吸中止症也會給血管帶來極大的壓力，增加高血壓和糖尿病、心臟病、腦中風等生活習慣病的風險。如果驚覺自己的睡眠狀態不對勁，最好趕緊求助於醫院的睡眠門診。

心靈健康小筆記

睡眠呼吸中止症該怎麼治療？

睡眠呼吸中止症通常會採取一種稱為「CPAP」的治療，也就是利用呼吸器和鼻罩，以一定的壓力將空氣從鼻子送入體中。這個方法可以打開呼吸道，防止呼吸停止或低氧狀態的發生。經過診斷只要符合一定的條件，也能申請保險給付。

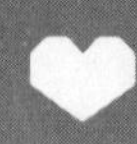

透過兩大生理時鐘的規律運作，讓自己睡飽神清氣爽

關鍵字 中樞生理時鐘、末梢生理時鐘

人體有兩大生理時鐘，一個是「中樞生理時鐘」，一般常聽到的生理時鐘指的就是這個，會受光線進行調節。透過早上曬到太陽啟動一天的開始，負責掌控一整天的生理節奏，調節體內時間。

另一個是「末梢生理時鐘」，負責控制體內的代謝節奏。雖然也受到中樞生理時鐘的掌控，不過主要是透過飲食來調節，依據飲食的節奏來調整一整天的代謝節奏。

陽光和飲食是醒來後神清氣爽的關鍵

壓力荷爾蒙皮質醇會在起床前的2～3個小時開始增加分泌，直到起床後的1個小時達到最高。這是因為皮質醇的作用是促使身體準備能量，以應付白天的活動。不過，如果生理時鐘紊亂，皮質醇便無法穩定分泌，人就會想賴床，沒辦法順利醒來。

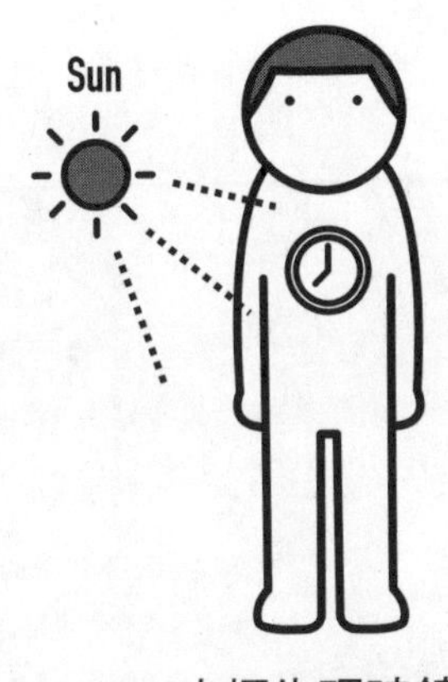

中樞生理時鐘

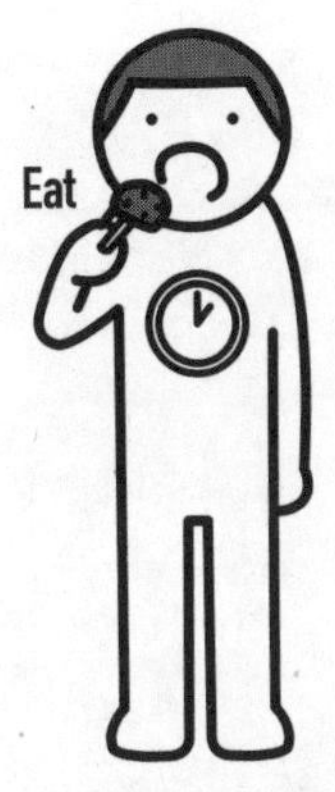

末梢生理時鐘

中樞生理時鐘和末梢生理時鐘，也就是陽光和飲食的節奏互相配合，就能打造規律的睡眠節奏。換言之，只要起床後1個小時內曬到太陽，並且確實攝取早餐，就等於是告訴身體一天已經開始了。

心靈健康小筆記

基因出現紊亂會提高罹癌風險？

東京醫科齒科大學榮譽教授藤田紘一郎主張，生理時鐘一旦被打亂，罹癌的風險也會跟著提高。近來的研究也發現，人體細胞中有所謂的「生理時鐘基因」，這個基因如果出現異常，就會引發癌症的發生。

心理健康名言

比起刀劍，
更多的人是死於暴飲暴食。

醫學家，內科醫師

威廉・奧斯勒（William Osler）

第 6 章

健康的身體靠飲食來打造！

戰勝壓力！打造強韌心靈的飲食守則

當壓力產生時，一般的飲食只會
造成營養不斷消耗、流失，變得營養不均衡。
這時候就用更健康的飲食來打造抗壓的身體吧。

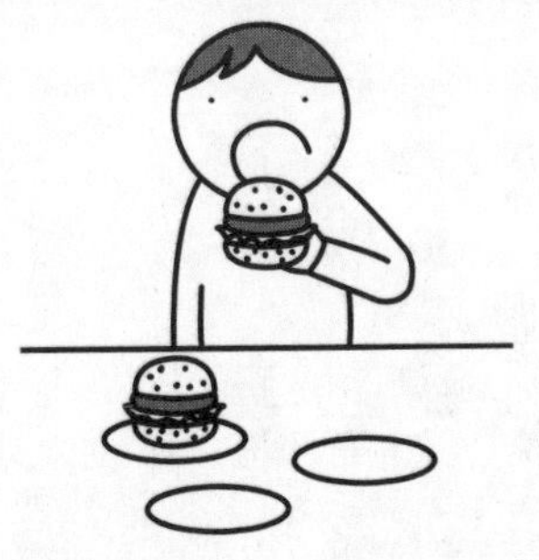

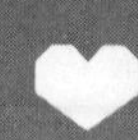

營養不良會帶來疲勞和壓力！身體不可或缺的營養素

關鍵字　營養不良

速食和超商食品根本無法消除疲勞

人的身體全部是靠我們所吃的東西打造出來的。將吃下肚、用來打造身體的成分進行分解再合成的過程，就叫做新陳代謝。而所謂的肉體疲勞，指的就是新陳代謝停滯的狀態。

很多養分只能透過飲食攝取，人體無法自行合成。例如製造蛋白質的20多種胺基酸當中，有9種是人體無法合成的必需胺基酸。製造細胞膜和荷爾蒙的脂肪酸當中，也有些是人體無法自行合成的必需脂肪酸。另外像是鈣和鎂是製造骨骼和牙齒的成分，而鐵則是用來製造紅血球。除了這些「打造身體」的養分之外，還有負責「進行新陳代謝」、「調節身體機能」的維生素和礦物質。

長期吃速食或是超商的三明治、飯糰等食品，很難充分攝取到這些營養素，容易變成只

暴飲暴食和營養不良是疲勞的主因！

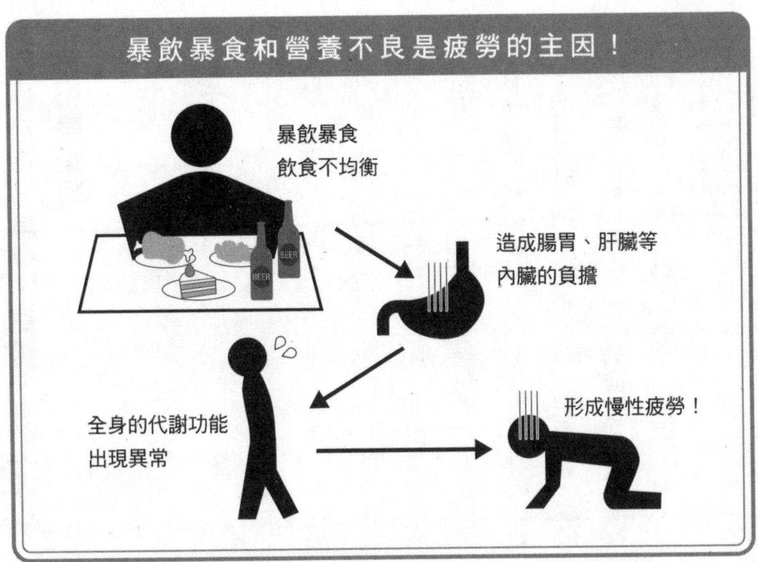

攝取到熱量卻「營養不良」。這會造成需要更多時間才能消除疲勞，影響到工作效率，陷入工作時間愈拉愈長，飲食更難維持健康的惡性循環。

心靈健康小筆記

能量飲料無助於消除疲勞？!

主打能消除疲勞的能量飲料雖然有瞬間恢復精神的作用，不過那終究只是暫時提高血糖、活化大腦功能，或是利用咖啡因來提神的效果，沒有辦法徹底消除疲勞，千萬不能太常喝或過度依賴。

缺乏蛋白質、醣質、鐵質、維生素C容易引發疲勞

蛋白質、醣質、鐵質、維生素C等，這幾種營養素一旦缺乏就會感到疲勞。接下來就一一為大家介紹說明。

首先是構成肌肉的蛋白質。新陳代謝指的其實就是將體內的蛋白質分解成胺基酸，然後再從胺基酸合成蛋白質。因此，如果飲食中的蛋白質攝取不足，人就會容易覺得累。從事重訓等有運動習慣的人，更要攝取足量的蛋白質，才能維持肌肉量。蛋白質中還含有「咪唑二肽」（Imidazole dipeptide）的成分，可直接幫助消除疲勞。大家可以多活動大腦和肌肉，加快疲勞消除的速度。

醣質雖然在減醣的健康潮流下被視為不好，不過它也是人體不可或缺的營養素。

運動時感到強烈的疲累，就是因為體內能運用的醣質不夠所導致。壓力和緊張也會加快大腦的消耗速度，所以更需要定期攝取醣質。如果整天工作忙碌，都沒時間好好吃飯，到了傍晚體內的醣質一定會不夠。所以如果要加班，記得在這時候好好補充醣質。

鐵質也是消除疲勞非常重要的營養素。血液中負責運送氧氣的紅血球和血紅素如果濃度太低，運送氧氣的能力就會減弱，導致細胞和組織呈現低氧狀態，人感覺到疲累。除了飲食中的鐵質攝取不足以外，吃太多速食品也會造成貧血，因為速食中大多含有會妨礙鐵質吸收的磷酸鹽。

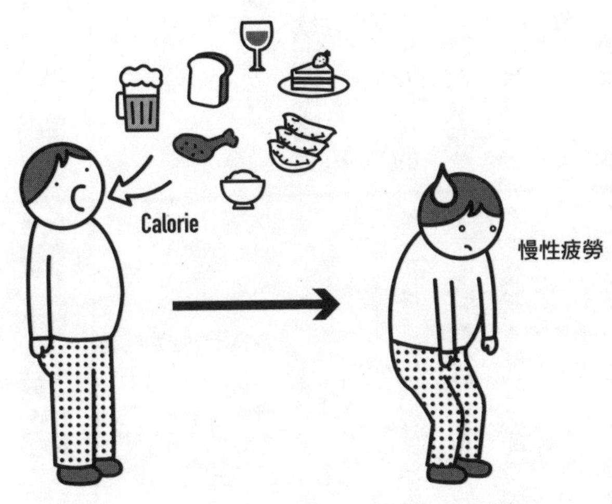

維生素C無法在人體內自行合成，所以一定要靠飲食來攝取。人體在製造對抗壓力的皮質醇，以及男性荷爾蒙和女性荷爾蒙等類固醇荷爾蒙的時候，都會消耗大量的維生素C。如果抗壓力荷爾蒙皮質醇分泌不足，壓力就會導致疲勞更不容易消除。唯有充分攝取以上這些營養素，身體才能確實消除疲勞。

心靈健康小筆記

營養補充品只挑基本的吃就好

「基本營養補充品」指的是所含的營養素在人體內本來就有，或是平時能透過飲食攝取到。考量到熱量和便利性、食材費等因素，很多時候這些基本營養補充品反而更方便，大家可以多加利用。

用不會刺激身體、能增加血清素的飲食，從體內做好預防壓力的工作

關鍵字　正確的飲食

暴飲暴食無法消除壓力

壓力累積的時候，很多人都會暴飲暴食，或是藉由酒精來解悶。其實這個時候更要吃一些不會造成身體刺激的食物，好好照顧身體和心理。

多吃能增加血清素分泌的食材，也會給大腦帶來正面影響。血清素是人體必需胺基酸之一，雖然可以透過色胺酸來製造，不過在人體中很難合成，必須藉由飲食來攝取。另外也要多攝取維生素B_6和碳水化合物。維生素B_6跟色胺酸一樣是製造血清素的原料，碳水化合物則是負責把色胺酸運送到大腦、幫助吸收。色胺酸、維生素B_6、碳水化合物三者同時具備，才能有效製造血清素來減輕壓力。

攝取這些營養素並不需要昂貴的食材或營養補充品，色胺酸大多含於蛋及大豆製品、芝

日式料理比西式料理更能增加血清素的分泌

日式料理以魚肉為主，營養更均衡

比起肉類料理，烤魚、生魚片等魚類料理含有更多維生素B_6、脂質的品質也更好。再加上煮物和納豆、豆腐等配菜的組合，更容易攝取到均衡的營養。外食與其挑選漢堡排或蛋包飯等西式餐點，烤魚定食是更好的選擇。

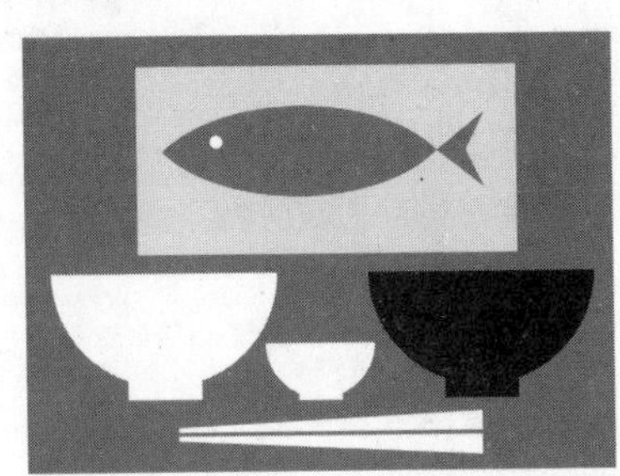

麻、堅果和乳製品中。維生素B_6則存在於魚類、豆類、大蒜、薑等食材中。也就是說，只要吃烤魚、生魚片、煮物、納豆、豆腐等這一類的日式餐點，就能充分攝取到這些營養素。甚至還有同時具備這三種營養素的完美食材——香蕉，不妨拿來當作早餐或點心，都是很好的選擇。

心靈健康小筆記

使用當季食材的日式料理是最健康的飲食

飲食要吃得有益大腦，又要兼顧預防壓力，其實一點也不難。降低脂肪和鹽分、有大量蔬菜和穀類、海藻類、菇類、發酵食品的日式料理，就是預防壓力很好的選擇。尤其使用了當季和當地的食材更好。

不會累積壓力的飲食，「一天吃14種食物」讓吃東西更有效率

關鍵字　一天吃14種食物

透過完整的一日三餐 攝取均衡的營養

為了實現不容易累積壓力和疲勞、營養均衡的飲食生活，日本體能訓練師中野・詹姆士・修一主張「一天要吃14種食物」。這套方法非常簡單，不需要計算熱量，所以更容易持之以恆，攝取到均衡的營養。很多業餘跑者和運動員也都會採納這套作法。

方法是在穀類、肉類、海鮮類、豆類和豆製品、蛋類、牛乳和乳製品、黃綠色蔬菜、淺色蔬菜、菇類、根莖類、海藻類、水果、油脂、嗜好品等14個品項中，每天每個品項各吃1次。米飯和麵包等穀類例外，可以當作主食每餐攝取。另一個重點是，要以前一餐還沒吃到的品項為優先選擇。

舉例來說，早餐如果吃了吐司、荷包蛋和咖啡牛奶，就符合蛋類、穀類、牛乳和乳製品

三種品項。中午吃了烤魚、涼拌油菜、納豆、海帶芽味噌湯，配上蘋果作為點心，等於達成海鮮類、黃綠色蔬菜、豆類和豆製品、海藻類、水果的攝取。晚餐吃烤雞和烤香菇、沙拉、薯條、雞尾酒，等於攝取了肉類、淺色蔬菜、根莖類、油脂、菇類、嗜好品。像這樣一天就能吃滿14種食物。即使有時候工作太忙，中午只吃超商的三明治，或是趁著跑外務的空檔簡單吃個蕎麥麵，只要利用其他餐再補吃回來就好。

這種方法除了穀類以外，不會一直攝取同一類的食物，所以也可以很輕鬆地避開熱量攝取過多的問題。

「一天吃14種食物」
輕鬆攝取到均衡的營養

飲食雖然重要，但是如果過於神經質地追求健康飲食，很容易讓人半途而廢，最後只會仰賴綜合維他命等營養補充品。透過一天吃14種食物的方法，就能以輕鬆的方式攝取到均衡的營養。

肉類

均衡含有人類應該從食物中攝取的各種必需胺基酸。肉類攝取不足很容易導致身體缺乏蛋白質。如果擔心熱量，可以避開脂質較多的肉類和加工肉，選擇紅肉和雞胸肉等，或是透過料理手法減少熱量的攝取。

穀類

米飯、麵包等作為主食、一天三餐都會吃的東西。含大量醣質，是身體和大腦的能量來源。最好選擇多穀米和全麥等低精緻澱粉，除了醣質以外，還能攝取到膳食纖維、維生素和礦物質。

豆類和豆製品

自古以來就是日本人的蛋白質來源，是飲食生活中非常重要的食材。大豆和大豆製品都含有維生素和鈣、鎂、鋅等礦物質及膳食纖維。大豆以外的豆類還含有大量的醣質。

海鮮類

富含人體必需胺基酸。白肉魚和花枝、蝦子都是低脂質、高蛋白質的均衡食物。青背魚和鮪魚富含EPA和DHA，能減少多餘的中性脂肪，避免血栓，對消除疲勞也很有效。

牛乳和乳製品

更輕鬆就能攝取到蛋白質，而且也富含必需胺基酸，以及人體容易缺乏的鈣質，和可以幫助鈣質吸收的維生素D。脂肪含量比蛋白質高，擔心的人可以選擇低脂牛乳。

蛋類

被稱為是全營養食物，含有均衡的蛋白質和脂質、維生素、礦物質。由於膽固醇含量高，過去大家都認為應該少吃。事實上，如果膽固醇代謝功能正常，一天兩顆蛋是沒有問題的。

淺色蔬菜

含有維生素、礦物質、植化素。洋蔥的植化素具有抗氧化作用，高麗菜和白菜的植化素可以促進肝臟的解毒功能。用來煮火鍋或湯，就能一次大量攝取。

黃綠色蔬菜

紅、黃、綠等深色蔬菜大多含有維生素、礦物質和膳食纖維。多酚等植化素含量也很豐富。植化素雖然不是營養素，但是具有抗氧化作用，能預防身體氧化，避免疲勞。根據厚生勞動省的建議，一天最好攝取120克以上的黃綠色蔬菜。

根莖類

含有身體能量來源的醣質。其中馬鈴薯和地瓜富含消化酵素難以分解的澱粉及抗性澱粉，可抑制肥胖成因之一的血糖急速飆升。維生素C含量也很豐富。

菇類

菇類的熱量低，是最適合用來減重的食材。富含膳食纖維、葉酸等維生素和鉀等礦物質。乾香菇和乾木耳等曬乾的菇類還含有可促進鈣質吸收的維生素D。

水果

含有以抗氧化作用預防疲累的維生素C和鉀等礦物質。大部分的水果都含有各種植化素，具抗氧化作用。但是果汁除外，喝果汁無法攝取到水果中的營養素。

海藻類

富含維生素和礦物質、膳食纖維。膳食纖維可以穩定醣質吸收的速度，避免血糖急速上升，而且更有飽足感。家裡可以常備著海苔、羊栖菜、昆布、寒天等食材，方便隨時使用。

嗜好品

酒精、甜點等除了熱量以外沒有任何營養，所以稱為「空熱量食品」。雖然對身體沒有營養，不過卻是心靈的養分，所以可以適當攝取，當作健康飲食的動力。

油脂

包括植物油等液態「油」，以及奶油和豬油等固態「脂」。所含的α-亞麻酸和亞麻酸都是人體無法自行合成的必需脂肪酸。只不過，外食和加工食品吃太多會造成攝取過量，最好還是要控制。

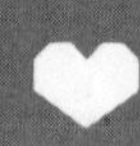

頂尖人士都懂得控制血糖，預防壓力形成

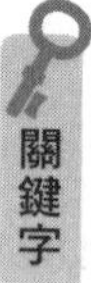

關鍵字　血糖控制

吃東西的時間和碳水化合物的選擇是控制血糖的重要關鍵

現今頂尖運動選手和商業界最關注的健康潮流就是「血糖控制」。血糖值顧名思義就是血液中的葡萄糖含量，只要吃東西血糖就會上升。因為吃下肚的碳水化合物在分解之後會變成葡萄糖，被小腸吸收，再透過血液被運送到全身。大腦是最需要葡萄糖的器官，血糖若急速下降，人就會變得精神恍惚、想睡覺。有時還會感到焦躁、情緒不安。這也是為什麼控制血糖對工作和運動來說會如此重要的原因。

血糖值跟吃東西的間隔時間和攝取的碳水化合物種類有很大的關係。吃東西的時間如果間隔太長，血糖值的變動會變得更激烈，低血糖時會造成工作效率變差。要避免這種情況，可以透過吃點心的方法每3～4個小時吃點東西，讓血糖保持在一定的數值內。

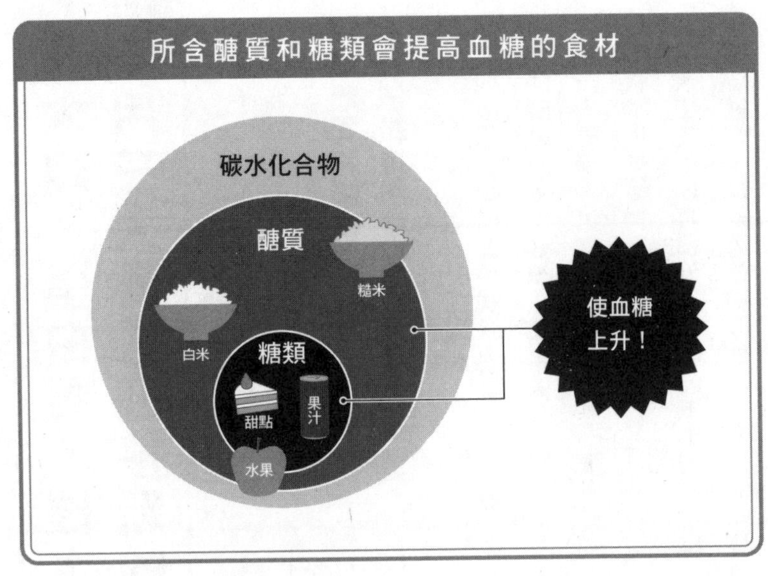

另外關於碳水化合物的選擇，白米比糙米更快被身體吸收，蘋果汁的吸收速度也高於蘋果本身。這會造成血糖上升和下降的幅度變大，難以維持穩定，使得大腦無法冷靜下來。

心靈健康小筆記

NASA研究證實 預防焦躁的有效方法

太空人必須長期和其他隊員一起待在太空船中，所以當然需要具備專注力，以及理解他人心情的能力。經過NASA的研究證實，能有效預防焦躁的方法就是把血糖控制在一定的範圍內。

mental ni
iikoto
chou taizen

太陽、蛋白質、碳水化合物，用三大要素迎接新的一天

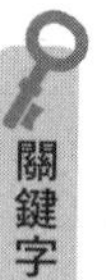

關鍵字　蛋白質與碳水化合物的早餐

只吃吐司和咖啡沒辦法維持中午前的專注力

如果想要每天從早就發揮實力，早上是最重要的關鍵時刻，必須在起床後的1個小時內達到三大要素。也就是「太陽」、「蛋白質」和「碳水化合物」。

人體的生理時鐘分為靠陽光啟動的「中樞生理時鐘」，以及靠食物啟動的「末梢生理時鐘」兩種。這兩大生理時鐘如果能互相協調，就能讓整個生理時鐘正常地運作。

在食物方面，除了讓大腦清醒和補充能量的碳水化合物之外，也要確實攝取蛋白質。早餐攝取蛋白質可以抑制血糖急速上升，讓人中午前比較不會精神恍惚或焦躁不安。而且有飽足感，所以也能避免吃太多點心。有些人會因為太忙，早餐只吃吐司和咖啡。可是如果想在中午前發揮工作表現，最好再加顆荷包蛋，或是改吃雞蛋醬油拌飯或納豆蓋飯等，以蛋白質加上碳水化合物的組合為優先。

早晨不可或缺的三大要素

早上曬太陽，以蛋白質搭配碳水化合物，才是最理想的早餐。

太陽

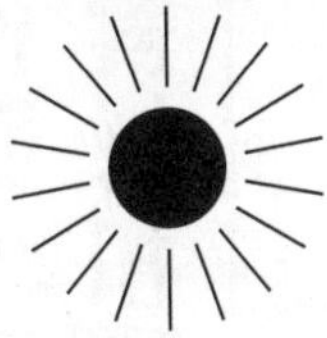

蛋白質

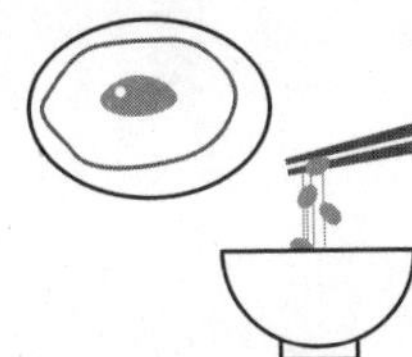

碳水化合物

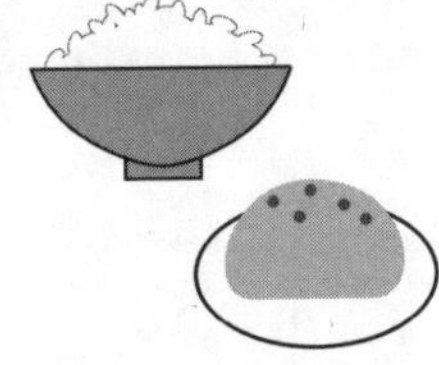

心靈健康小筆記

早餐吃納豆飯和鮮蜆味噌湯的健康理由

如果因為壓力造成失眠，應該多攝取維生素B_{12}以改善自律神經。味噌和醬油、納豆、鯖魚、沙丁魚、乳製品、蜆等都含有維生素B_{12}。所以，早餐可以選擇納豆和鮮蜆味噌湯等日式料理來預防壓力。

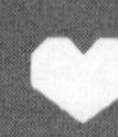

下午的工作表現取決於午餐吃了什麼！以低GI食材和吃法來控制血糖上升

關鍵字　低GI食物

下午如果會恍神、想睡覺很可能是吃錯午餐了

有些人中午吃完飯後會變得想睡覺，或是頭腦混沌不清，工作效率變得很差。如果是這樣，午餐最好注意挑選「低GI食物」來吃。

GI是「Glycemic Index」的縮寫，指食物的升糖指數。葡萄糖的GI值最高，接著依序是碳水化合物、蛋白質、脂質。午餐如果吃了高GI的食物，飯後由於血糖急速下降，很可能會讓人注意力無法集中，或是變得想睡覺。

比起白米和烏龍麵，糙米和蕎麥麵因為富含膳食纖維，所以屬於低GI食物。另外，義大利麵的澱粉粒子比麵包來得粗，所以也算是低GI的食物。也就是說，與其吃三個超商飯糰當午餐，可以把其中兩個飯糰換成水煮蛋和沙拉。比起吃一碗加大的蓋飯，不如改成正常大小的蓋飯，再搭配一份燙青菜。

不同食物造成的血糖上升幅度也不同！

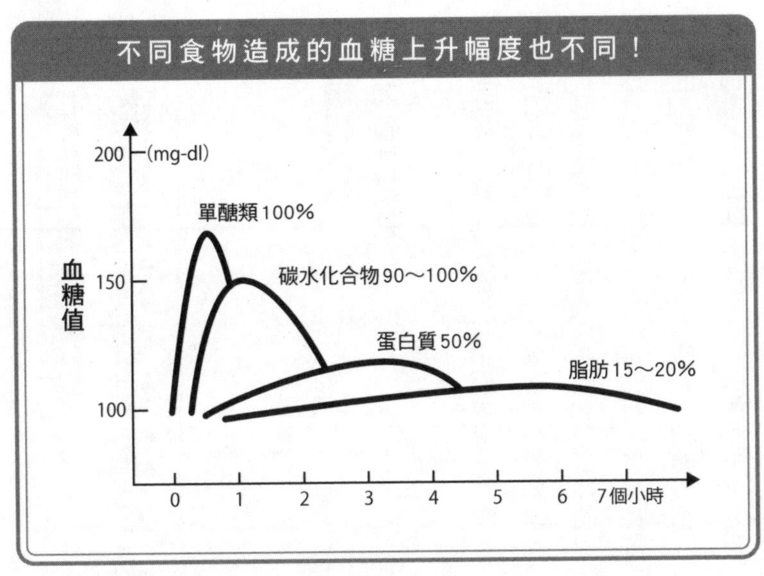

吃東西的順序也會影響血糖的上升。先吃蔬菜等富含膳食纖維的配菜，接著是蛋白質的主菜，最後再依序吃白飯和低GI食物，這才是控制血糖不會急速上升的秘訣。

心靈健康小筆記

點心要選擇血糖不容易上升的堅果

如果一天只吃三餐，間隔中的血糖很容易會下降。這時候可以選擇堅果作為點心來補充，因為堅果不會造成血糖急速上升，又有飽足感。重點在於要挑選無鹽堅果，而且要控制在一個手掌的分量就好。

只要細嚼慢嚥，血清素就會增加分泌

關鍵字　咀嚼速度

把細嚼慢嚥當成節奏性運動

製造血清素除了從食材中攝取營養素作為材料以外，「咀嚼」也很重要。規律性的運動能夠促進血清素的分泌，而咀嚼就是很好的一種節奏性運動。所以三餐一定要吃，以維持每天一定的咀嚼次數，而且吃飯時要細嚼慢嚥，每一口都要咀嚼20～30次。一頓飯吃下來最少也要20～30分鐘。

吃飯速度太快的人，可以挑選裸麥麵包或是糙米等比較有口感的主食，或是在配菜裡放入牛蒡、蓮藕、乾蘿蔔絲等需要咀嚼的食材。食材盡量切大塊，快速汆燙保留口感，也能增加咀嚼的次數。

吃飯的時候不要看書或看報紙，更不要看電視，專心在咀嚼上，這樣血清素才會更容易分泌。不要「邊吃邊做事」，要好好地品嘗食

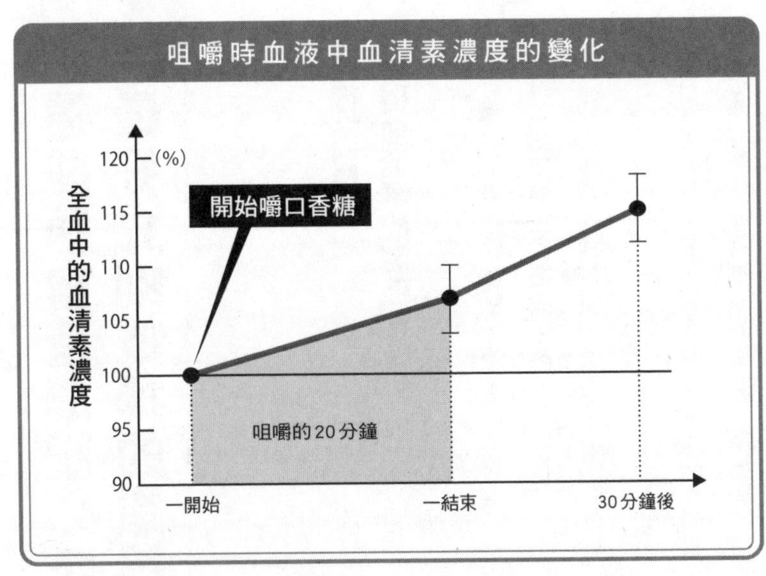

材的滋味和口感。這麼做也能幫助消化，一舉兩得。

睡前如果吃東西，腸胃就必須在睡眠中繼續工作，無法獲得休息。因此晚餐最好在睡前2～4個小時結束，如果要吃宵夜，可以選擇茶泡飯等少量的高GI食物。

心靈健康小筆記

隨時嚼口香糖都能促進血清素的分泌

除了吃飯以外，嚼口香糖也可以透過咀嚼來促進血清素的分泌。只要有規律地嚼上5～20分鐘，原本的焦躁和不安應該就能獲得緩和。美國大聯盟的選手們在比賽中也會嚼口香糖，就是為了讓自己冷靜下來。

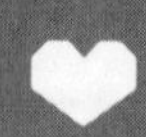

這些都會造成壓力急速增加！最好立刻戒掉的錯誤飲食習慣

關鍵字　阻礙血清素製造的飲食

哪些行為習慣會阻礙血清素的製造？

許多我們在日常生活中不經意的行為，意外地都會對對血清素造成阻礙。就讓我們一起改掉這些錯誤的飲食習慣，提高血清素的分泌吧。

首先，不吃早餐，只靠營養補充品或能量果凍隨便打發是非常不好的習慣。雖然現在坊間可以透過平行輸入買到含有血清素的藥錠，不過研究報告也顯示，這一類的藥品很可能會引發痙攣或睡眠障礙。身體製造血清素所需要的營養素，其實只要平時飲食均衡，以日式料理為主，就能充分攝取到。

平時不太吃納豆、豆腐、烤魚等日式餐點，反而對會阻礙血清素合成的肉類情有獨鍾的人，同樣也不利於血清素的製造。或是不注意營養均衡，只吃想吃的東西，也會面臨同樣

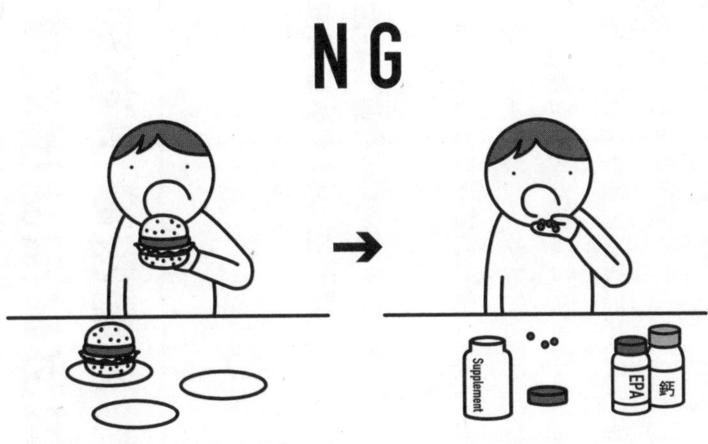

的風險。

細嚼慢嚥可以透過規律性的運動促進血清素分泌，對於吃東西不太咀嚼、吃太快的人而言，可以說十分可惜。同樣是咀嚼，不喜歡吃根莖類和糙米等口感較硬的東西的人，可以說讓血清素分泌的機會就這樣白白流失了。

心靈健康小筆記

可促進血清素分泌的素食料理

素食料理大多以糙米為主食，搭配用豆腐或油豆腐等大豆製品和蔬菜做成的配菜。裡頭包含非常多能促進血清素合成的食材，可以說是最健康的飲食。細嚼慢嚥地花時間慢慢品嘗，心情也會跟著靜下來。

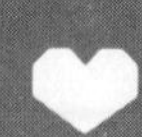

檢視超商便當的營養成分，選擇不會影響大腦效率的東西吃

關鍵字　成分、營養標示

避免攝取過多的糖分和醣類 讓大腦能夠穩定地運作

碳水化合物是將血清素運送到大腦不可或缺的營養素，不過現代人飲食生活很容易攝取過多碳水化合物，造成血糖的急劇動盪，嚴重影響到飯後的工作效率。所以最好還是注意避免攝取過多的糖分和醣質。

舉例來說，在挑選超商便當的時候，一定要仔細確認包裝上的「成分」和「營養標示」。在成分的部分通常會依序標示出食品添加物以外的東西、食品添加物、過敏源標示。另外在標示順序上也會根據使用量的多寡來排列。

營養標示則會依序列出熱量、蛋白質、脂肪、碳水化合物和鈉。

仔細確認成分和營養標示，盡量挑選米飯和修飾澱粉、碳水化合物較少的來吃。米飯的

挑選超商便當時應該看這裡！

每一包裝　熱量 634 大卡、蛋白質 18.9 公克、
脂肪 18.3 公克、碳水化合物 98.4 公克、鈉 1.2 公克
幕之內便當

品名：便當

成分：米飯（使用國產米），可樂餅，烤鮭魚，炸蝦，玉子燒，炸肉丸子，煮蓮藕，調味梅乾，濃厚醬，煮紅蘿蔔，塔塔醬，甜不辣蔬菜煮物，醬油，熟芝麻 山梨糖醇，修飾澱粉，酸度調節劑，增稠劑（修飾澱粉、多糖增稠劑），調味料（胺基酸等），磷酸鹽（Na），色素（焦糖色素、蔬菜色素、類胡蘿蔔素、薑黃、紅麴、胭脂紅、可可）酒精，乳化劑，酸味料，抗氧化劑（V. C），酵母V. B1 甜味劑（蔗糖素、甜菊醣苷）V. C，香辛料（部分成分含有小麥、牛乳、牛肉、豬肉、雞肉、吉利丁、蘋果）

成分
- 食品添加物以外
- 食品添加物
- 過敏源標示

話，糙米和多穀米會比白米來得好。如果便當的米飯分量太多，可以改買小菜加飯糰的組合，也能聰明控制糖分和醣質的攝取。

心靈健康小筆記

能量飲料含糖量驚人！喝太多小心糖分攝取過量

能量飲料的成分標示上所標示的碳水化合物，幾乎全部都是糖。一罐250毫升的能量飲料，含糖量等於9顆方糖。雖然會造成血糖瞬間增加，讓人充滿活力，不過下降速度也很快，大腦很快就會感到疲累。

mental ni
iikoto
chou taizen

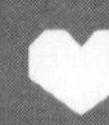

萵苣含有跟褪黑素作用相同的成分，吃了會讓人想睡覺？

關鍵字　山萵苣苦素

自古以來大家都知道萵苣的催眠作用

萵苣一直以來都被波多黎各的原住民用來當作嗎啡使用，歐洲童話也曾描寫萵苣會讓人「吃了想睡覺」。萵苣含有一種稱為「山萵苣苦素」（lactucopicrin）的成分，它和睡眠誘導荷爾蒙一樣會對大腦的睡眠中樞產生作用，使腦下垂體發出的睡眠訊號傳至全身，造成肌肉放鬆，心跳變得緩慢，讓人想睡覺。

依照人體本來的運作機制，到了晚上8點左右褪黑素就會開始分泌。可是，一旦這個機制被壓力等其他因素打亂，人就會變得怎麼樣都不想睡。山萵苣苦素最大的特徵就是隨時就能輕易攝取，而且立即見效。從吃下肚到被身體消化吸收，只要30分鐘就會傳到大腦。所以，下次失眠的時候，吃點萵苣說不定會非常有效。

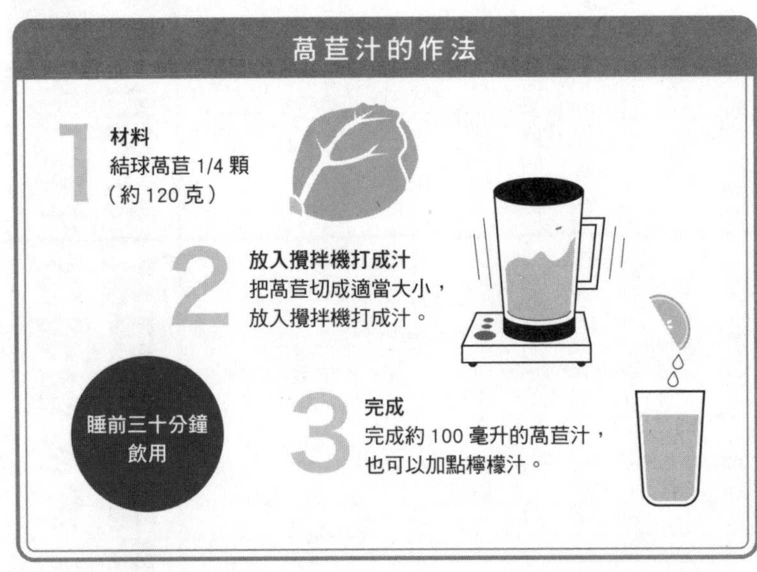

每一百克的萵苣就含有約20毫克的山萵苣苦素，而且菜芯的含量比葉子來得多，所以連同菜芯大概吃個四分之一顆，就會有助眠的效果。加上山萵苣苦素耐高溫，也可以加熱後再食用，而且煮在湯裡成分會更容易釋出，所以不妨連湯也一起喝掉吧。

心靈健康小筆記

晚餐吃點韭菜炒雞肝或餃子能對抗失眠

血清素有對抗失眠的效果，製造血清素需要維生素B12。蔥、韭菜、大蒜中所含的烯丙基二硫（diallyl disulfide）也能對自律神經產生作用，使心情平靜。所以晚餐吃點韭菜炒雞肝或餃子，晚上會睡得更安穩。

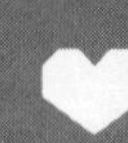

手腳冰冷容易老化、生病，用生薑味噌湯來驅散寒冷吧

關鍵字　手腳冰冷是百病之源

「手腳冰冷容易生病」絕對不是錯覺

大家都知道手腳冰冷對健康不好，但是具體來說到底有什麼壞處呢？首先，手腳冰冷會造成自律神經失調，讓人更容易感覺身體疼痛。而且一旦代謝功能變差，體溫下降，也會容易導致肥胖。

免疫力下降是非常嚴重的問題，會讓人容易過敏，包括花粉症和異位性皮膚炎等。對抗病毒和毒素的能力也會變弱，很可能會變得容易感冒等，經常覺得哪裡不舒服。肝臟、腎臟、腸道等內臟功能也會變差，其中腸道功能變差會直接影響到大腦的功能，很容易演變成失智症。而且因為不想動，更容易陷入憂鬱的情緒。

這些症狀綜合表現在外就是「老化」。不管用再多抗老化的昂貴化妝品，只要放任手腳

結合薑和味噌湯的功效，解決手腳冰冷的問題

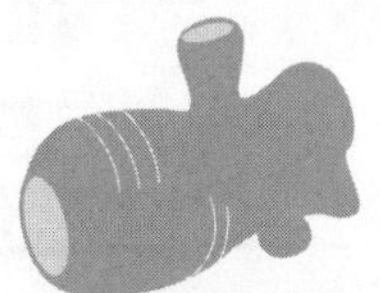

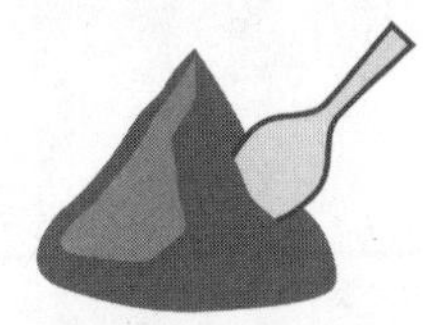

薑的功效

- 促進血液循環
- 提高新陳代謝
- 使身體暖和
- 促進排汗

味噌的功效

- 促進消化
- 整腸作用
- 活化大腦功能
- 提高基礎代謝

透過雙重功效，打造不會手腳冰冷的身體！

冰冷的問題不解決，所有的努力全都是白費。

想改善手腳冰冷的問題，可以喝「生薑味噌湯」，也就是在一碗味噌湯中加入10克的薑泥。薑的香氣和辣味成分可以提高新陳代謝，促進血液循環，味噌的鹽分則能使身體溫暖。兩者綜合起來可以說是對抗手腳冰冷非常好的料理。

心靈健康小筆記

解決手腳冰冷和水腫問題的印度香料茶

在茶杯裡放入1/2小匙的薑泥，再倒入紅茶，最後撒上肉桂粉。這就是來自印度的「印度香料茶」，對手腳冰冷、水腫、肩頸僵硬、失眠、更年期障礙等問題都很有效，因此深受矚目。

紅蘿蔔能提升內臟和血液功能，加上酒精效果更加倍

關鍵字　紅蘿蔔酒

天天喝對抗冰冷 用紅蘿蔔酒增強體力

紅蘿蔔是常見食材，各種料理都會用到。在東方醫學當中，紅蘿蔔具有增強體力、提高免疫力的補氣作用，對抗手腳冰冷和胃腸不好的問題很有效。雖然跟藥物不一樣，不會吃了立刻見效，不過藉由每天適量攝取，可以穩定而確實地帶來效果，包括提升內臟功能、改善血液問題等。

紅蘿蔔是隨手可得的食材，除了簡單地運用在三餐之外，如果想更快感受到它的效果，或是讓問題更快獲得改善，可以把紅蘿蔔磨成泥，加在日本清酒中，做成「紅蘿蔔酒」來喝。日本清酒具有加強藥效的作用，所以讓紅蘿蔔的營養成分更快被身體吸收。而且很方便，做完馬上就能喝。

更年期障礙的典型症狀之一是「上半身感

覺燥熱、暈眩，但是腳底冰冷」。這個時候就可以改用紹興酒或紅酒，取代日本清酒來製作。不僅喝起來比較順口，也能更快感受到發熱效果。有嚴重生理痛的人也很適合飲用紹興酒或紅酒做成的紅蘿蔔酒。

紅蘿蔔酒的作法

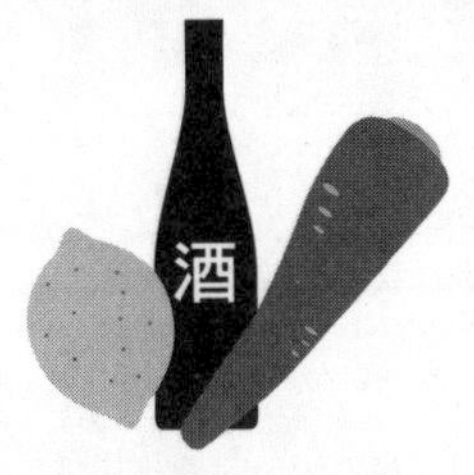

1. 取3根中型的紅蘿蔔備用削皮。紅蘿蔔皮也有營養素，所以別削得太厚。
2. 把削好的紅蘿蔔磨成泥。
3. 將紅蘿蔔泥放入密封瓶中，接著再加入750毫升的日本清酒。
4. 為了防止氧化，最後再加入 1 小匙的檸檬汁，這樣就算完成了。務必放冰箱冷藏保存。

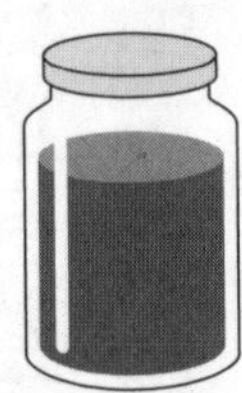

心靈健康小筆記

睡前一杯紅蘿蔔酒能改善手腳冰冷的問題

有些人手腳冰冷的問題會嚴重到讓人無法入睡，這時候可以試著在睡前喝點紅蘿蔔酒。胃不好的人可以改在餐前喝。不過，喝完如果起酒疹，或是身體發熱、喉嚨痛等身體出現發炎的症狀，就要停止飲用。

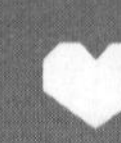

黑芝麻和豆渣有整腸作用！調節荷爾蒙平衡，一次解決所有女性的困擾

關鍵字　黑芝麻與豆渣的功效

從年輕開始每天攝取打造健康的身體

可以快速解決便秘、肥胖、婦科病、骨質疏鬆等煩惱的食材，就是黑芝麻和豆渣。

芝麻除了豐富的脂肪和蛋白質以外，也含有膳食纖維、維生素和礦物質。再加上芝麻的脂肪是優質的亞麻油酸，所以可以減少體內多餘的膽固醇，對高血壓和動脈硬化有預防和改善的效果。芝麻的蛋白質也含有許多必需胺基酸。其他雖然還有白芝麻和金芝麻，不過還是以黑芝麻的營養最均衡。

豆渣除了保留了大豆的營養素和有效成分，膳食纖維也很豐富。比起牛蒡等食材，豆渣的口感比較軟，對腸胃也比較溫和，還能增加腸道內的益生菌。其中富含的大豆異黃酮更是不容錯過的營養成分，它的功效和雌激素非常類似。雌激素是女性荷爾蒙的一種，隨著年齡增加，倘若缺乏會引發更年期障礙和骨質疏鬆症。攝取大豆異黃酮能夠幫助調節體內的荷爾蒙平衡。

很多年輕女性都有生理不順和生理痛的困擾，這些症狀若是放任不處理，以後很容易會使得更年期障礙更加嚴重。所以一定要趁年輕就開始攝取黑芝麻和豆渣，改善身體不適的問題。

黑芝麻炒豆渣的作法

1. 中火加熱平底鍋，鍋熱後放入200克的豆渣，用木杓邊炒邊將豆渣壓散開來，拌炒約3～4分鐘，把水分炒乾。
2. 等到豆渣炒到鬆散之後，加入醬油1大匙、味醂1/2大匙，醋1小匙，轉小火炒到所有豆渣入味。
3. 最後加入4大匙的黑芝麻，跟豆渣炒勻即完成。

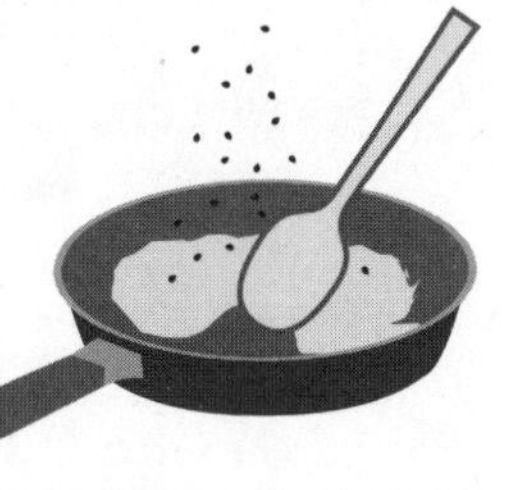

心靈健康小筆記

方便的黑芝麻炒豆渣適合天天吃

用平底鍋拌炒豆渣和黑芝麻做成的「黑芝麻炒豆渣」是非常健康的一道料理，每天吃3大匙就能改善身體狀況。除了直接吃以外，也可以加在可樂餅裡，或是當成香鬆拌著飯吃也很好吃。

mental ni
iikoto
chou taizen

頻尿、精力減退、殘尿感再加上ＥＤ……男人才有煩惱，就靠山藥和芹菜來拯救！

關鍵字　DHEA

美國最熱門的回春荷爾蒙靠吃山藥就能維持濃度

頻尿、殘尿感等排尿方面的煩惱、精力減退加上勃起功能障礙（ＥＤ）、憂鬱……男性的更年期障礙和男性荷爾蒙減少有關。男性荷爾蒙減少會導致製造精液的前列腺肥大，引發排尿不順或勃起功能障礙。原因除了年齡之外，體力和活力下降，自律神經功能變差，男性荷爾蒙減少，都會造成前列腺肥大。這些因為男性荷爾蒙減少所帶來的不適症狀，都可以靠「DHEA」（dehydroepiandrosterone）這種荷爾蒙來獲得改善。在美國等地，含有DHEA成分的營養補充品和健康食品非常受歡迎，不過其實這些很多都是以山藥作為原料製成。也就是說，只要多吃山藥，自然能維持體內的男性荷爾蒙濃度。

在山藥所含的成分當中，以DHEA為原

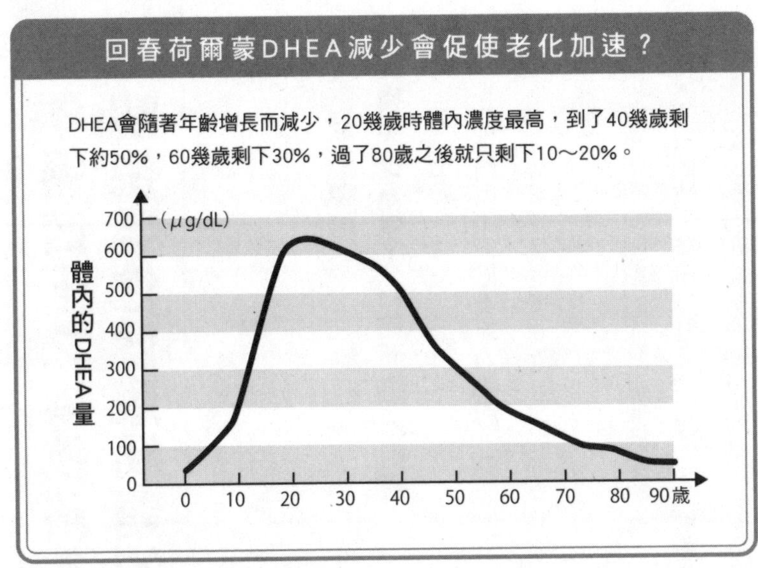

料製成的還有薯蕷皂素（diosgenin）和皂苷（sapogenin）兩種成分。所以山藥一定要磨成泥再吃，才能提高有效成分的吸收力。另外也要一併攝取維生素C，因為維生素C能促進體內負責製造DHEA的腎上腺的活化。再加上薯蕷皂素和皂苷屬於脂肪的一種，所以維生素C也能防止這些成分的氧化。

心靈健康小筆記

山藥拌芹菜
能提升男性荷爾蒙

這道山藥拌芹菜可以同時攝取到維生素C，是非常營養的一道料理。也可以加點醬油或高湯。最好每週吃2～3次，養成持續攝取的習慣。

年過四十之後就該多吃！解決男性健康問題的海藻米糠食品

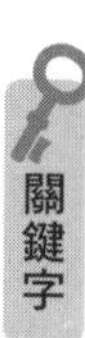

海藻米糠的健康功效

男性更年期障礙 讓人喪失身為男人自信而陷入沮喪

更年期障礙不只是女性的專利，男性也一樣會因為荷爾蒙平衡的變化而面臨各種身心方面的症狀。

男性更年期最明顯的症狀是前列腺肥大，會造成排尿困難，甚至是勃起功能障礙。年過50之後，工作壓力和疲勞會變得更沉重，如果再加上這些症狀的發生，當然會覺得自己身為男性「已經走到終點」，變得更加沮喪。

如果從預防將來的角度來思考，不妨多關注「海藻米糠食品」。這類的食品大多含有以下四種成分。

首先是墨角藻這種特殊的海藻，生長在北海的北歐各國沿岸和大西洋沿岸的岩石上，含有大量的鋅。鋅在美國被稱為「性礦物質」，對前列腺功能有非常大的幫助。除此之外還有

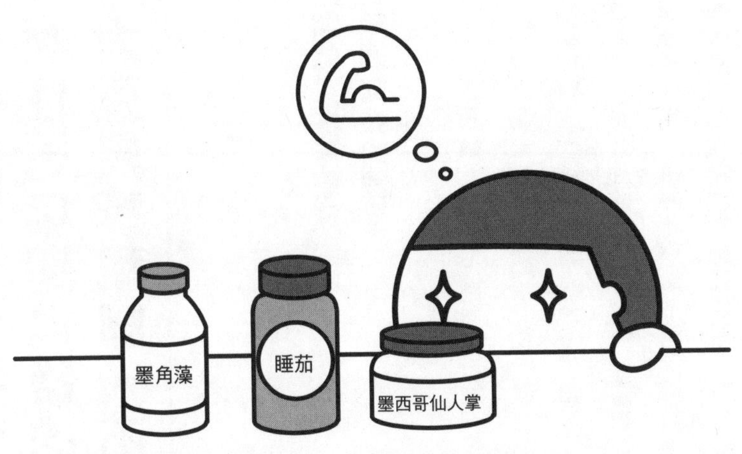

從米糠中萃取出的特殊膳食纖維精華，能提升生物功能和免疫力。第三種成分是睡茄，是一種又被稱為「印度人蔘」的香草，自古以來就被認為有增強精力的功效。第四種是墨西哥仙人掌，據說能增加血流，提升勃起力，還有降低血糖的作用。

心靈健康小筆記

性能力提升
精神自然跟著恢復

男性更年期障礙的特徵就是不只會出現生理方面的衰退，連帶地還有精神方面的壓力。不過，性能力的提升可以帶來非常大的自信，成為恢復精神的關鍵。基於這一點，利用健康食品來提升精力也是不錯的方法。

女性更年期過後的秘密武器！大豆異黃酮讓人不再害怕年齡數字

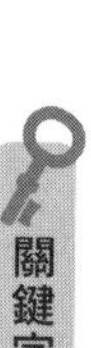

大豆異黃酮的健康功效

的作用。大豆異黃酮中所含的異黃酮這種配糖體會在人體內轉變成金雀異黃酮（genistein），作用類似於女性荷爾蒙之一的雌激素。

雌激素是由卵巢負責製造的一種荷爾蒙，會透過血液對各個器官發揮作用。但是到了更年期之後，卵巢功能衰退，造成雌激素的分泌不足，也就是所謂的「荷爾蒙失調」，於是引發統稱為更年期障礙的各種症狀。罹患骨質疏鬆症和動脈硬化的風險也會跟著提高。

作用類似女性荷爾蒙是更年期女性的救星

「大豆異黃酮」已經是個家喻戶曉的營養成分，不過在這裡還是重新再介紹一次它的健康功效和作用。大豆異黃酮大多存在於大豆的種子裡，特別是胚芽的部分，同時具備類似女性荷爾蒙的作用、抗氧化作用、膳食纖維等三項功能。其中最受關注的是它類似女性荷爾蒙

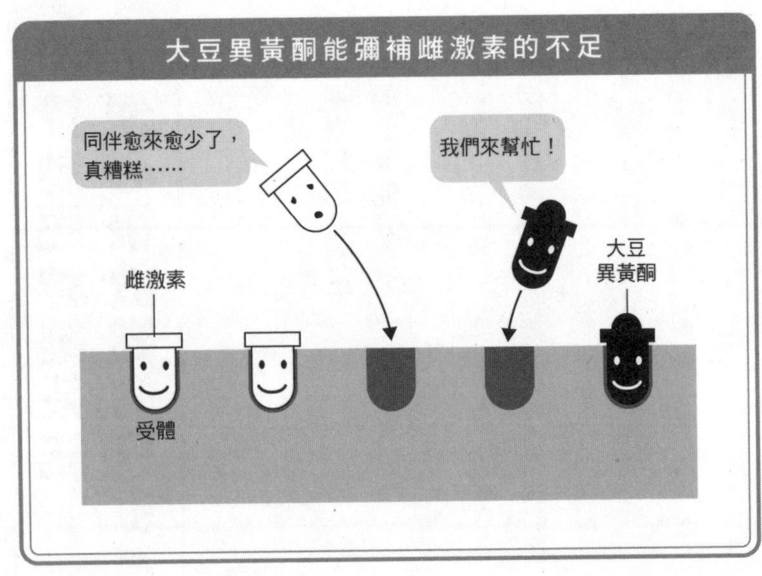

由於大豆異黃酮的構造類似於雌激素，所以攝取後身體會當成雌激素來做出反應。除此之外，大豆異黃酮也能抑制雌激素分泌過剩帶來的負面影響，例如乳癌的發生。

心靈健康小筆記

製作豆渣茶 有效攝取 大豆的營養成分

大豆搾完汁之後剩下的豆渣含有異黃酮成分，用平底鍋以小火慢炒約20～30分鐘，直到豆渣變成褐色的粉狀物就可以熄火。一次取1湯匙的分量放入杯中，再倒入熱水沖泡2～3分鐘，就是一杯豆渣茶。

控制腦神經系統，使心情放鬆的GABA

關鍵字　GABA 的功效

發芽糙米和巧克力中可靠的營養成分

GABA是Gama-AminoButyric Acid的縮寫，也就是胺基酸的一種，有控制腦神經系統的作用。在體內負責活化腦神經系統，作用像踩油門一樣的是麩胺酸，而消除大腦和神經疲勞、穩定血壓等負責踩剎車的就是GABA。平時若是經常腦力全開，疲勞和壓力也會不斷累積。所以GABA的功用就是負責抑制這種情況，對消除壓力和改善憂鬱症、自律神經失調、更年期障礙都很有幫助。跟一般生活最息息相關的還有降低血壓、抑制中性脂肪增加的效果，也有提升肝臟和腎臟功能的效果。所以有飲酒習慣的人，可以藉由攝取GABA來加快酒精代謝的速度。

體內如果缺乏GABA，很多人就會出現焦慮不安和身體狀況變差的煩惱。GABA的製

GABA也能改善更年期障礙和憂鬱症

	確實 獲得改善	改善許多 ～獲得改善	出現變化	出現惡化
更年期障礙	0人	6人	3人	0人
自律神經失調	0人	2人	1人	0人
初老期憂鬱症．初老期失智症	1人	3人	1人	0人
憂鬱症．躁鬱症	1人	2人	0人	0人

造一般是在睡眠中，特別是進入深層睡眠之後。換句話說，睡眠不足很容易會造成體內的GABA不足。不過現今的研究已經知道，就算是從食物中攝取，也能將GABA順利傳至大腦。所以也許透過積極攝取，就能消除這些煩惱。發芽糙米和巧克力都含有豐富的GABA，大家可以找機會多多攝取。

心靈健康小筆記

從身邊的食品中有效攝取GABA

除了發芽糙米和巧克力以外，蔬菜中的番茄含有豐富的GABA，其他像是馬鈴薯和茄子含量也不少。水果則大多存在於溫州蜜柑、柚子、夏橙等柑橘類中。其他像是葡萄含量也很豐富。

mental ni
iikoto
chou taizen

鈣能調整荷爾蒙的分泌！注意維持血中鈣濃度，常保年輕

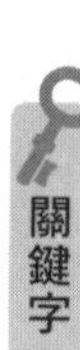

關鍵字　銀合歡茶

沖繩的銀合歡茶 鈣含量是烏龍茶的50倍！

鈣是人體不可或缺的礦物質，血液中的鈣能活化細胞，促使荷爾蒙正常分泌。不過，日本人鈣的攝取量長期以來一直不足，再加上鈣不容易吸收、容易流失的特性，隨著年齡增長，體內的鈣更是逐年下滑。尤其是女性在停經之後，女性荷爾蒙分泌減少，連帶地體內的鈣也會快速流失。更年期之後的女性骨質疏鬆的風險更高，說的就是這個意思。

於是，許多沖繩當地人常喝的銀合歡茶就這樣開始受到注目。銀合歡是一種生長在亞熱帶地區的豆科植物，發酵後可以做成銀合歡茶。富含鈣和磷、鎂、鉀、鐵、鋅等人體需要的礦物質，其中鈣的含量甚至是烏龍茶的50倍之多。具有改善更年期障礙和骨質疏鬆症、生活習慣病、痛風、過敏的作用，因此受到歡

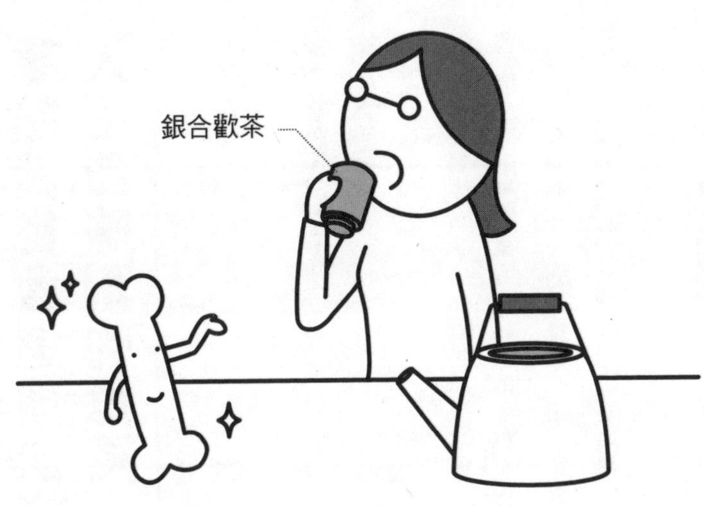

迎。鈣還能對抗細胞老化造成的肌膚和頭髮問題，保持血液清澈順暢。這麼好的東西，當然一定要積極攝取，不是嗎？

心靈健康小筆記

50歲以上
有1／3的人
都有骨質疏鬆症

骨骼強度一般會在18歲達到巔峰，之後隨著年齡增長，骨質密度和鈣的吸收便開始慢慢減少。尤其女性在50歲左右進入停經之後，身體對鈣的吸收率就會開始下滑。50歲以上的女性，每三人就有一人有骨質疏鬆症的困擾。

零熱量也會造成血糖飆升嗎？人工甜味劑的危險

關鍵字　人工甜味劑的胰島素分泌效果

如果因為覺得是零熱量就過度攝取，會造成胰島素分泌過多，葡萄糖堆積在脂肪細胞內變成脂肪。也就是說，原本為了想變瘦才刻意選擇零熱量，結果卻讓自己變成容易堆積脂肪的身體。此外，就算人工甜味劑是變胖的原因，當快速上升的血糖下降時，也可能會讓人誤以為是肚子餓而吃下太多東西。胰島素一旦無法確實發揮作用，最後很可能會導致連吃下肚的醣質也沒辦法順利運送到全身。

低熱量雖然讓人安心卻會造成大腦成癮

以清涼飲料為主，包括甜點、冰淇淋等，很多商品都宣稱自己是零熱量或是低熱量。不過近來已經有愈來愈多人都有警覺，知道許多人工甜味劑也會造成血糖上升，促使胰島素分泌。

胰島素的作用是將葡萄糖送往全身細胞，

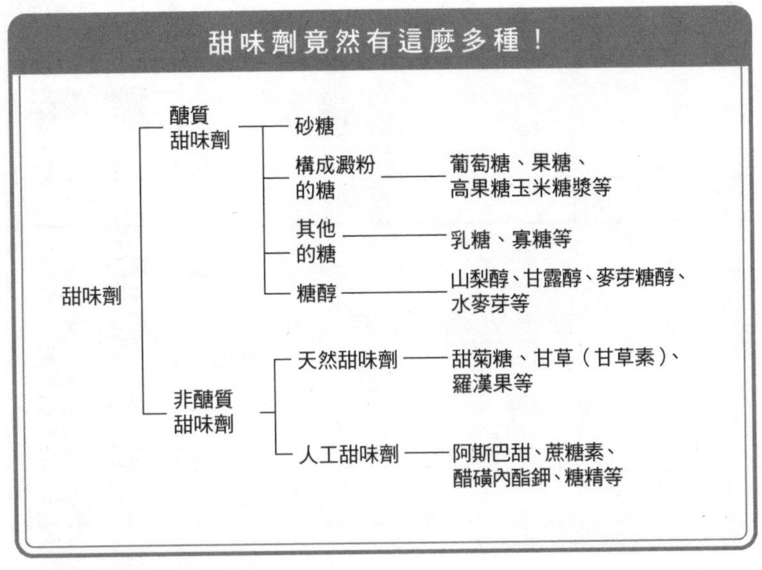

也有研究報告指出，人工甜味劑攝取過多會讓人更想吃甜的，大腦無時無刻都在渴望甜的東西，成為成癮的狀態。下次在買食品和飲料的時候，最好還是要謹慎挑選。

心靈健康小筆記

就算是零熱量
其實也不是完全沒有熱量
營養標示上的陷阱

根據日本的規定，在營養標示的內容分量中，如果每100毫升的熱量不達5大卡，就能以「無」、「0」等來標示。就算只是非常少量的熱量，也會讓人上癮而停不下來，可說是意想不到的陷阱。

mental ni
iikoto
chou taizen

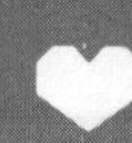

待在冷氣房也會出現脫水？意外地容易攝取不足的營養素——水

關鍵字　水的營養功效

水是每個人必需的重要營養素

每個人都知道一定要多多攝取，可是比起維生素和礦物質、植化素等營養素，卻意外地會特別容易忘記補充的營養素就是——水。身體缺乏水分有時候甚至會引發疲勞，可見對每個人來說，水是多麼重要的營養素。

以成人來說，水佔了體重的6成。水分是新陳代謝的舞台，負責運送養分、維持體溫，是維持生命活動不可或缺的角色。脫水是體液流失，大腦發出求救訊號的表現，有時候也會讓人感覺疲勞和倦怠。

體液的成分是水分和電解質，當水分流失時，血液就會減少，造成血流變慢，無法傳送到大腦等內臟器官，於是身體各處就會開始出現缺氧和養分不足的情況。這時候人會感到頭暈，專注力變差，手腳冰冷、頭痛等。

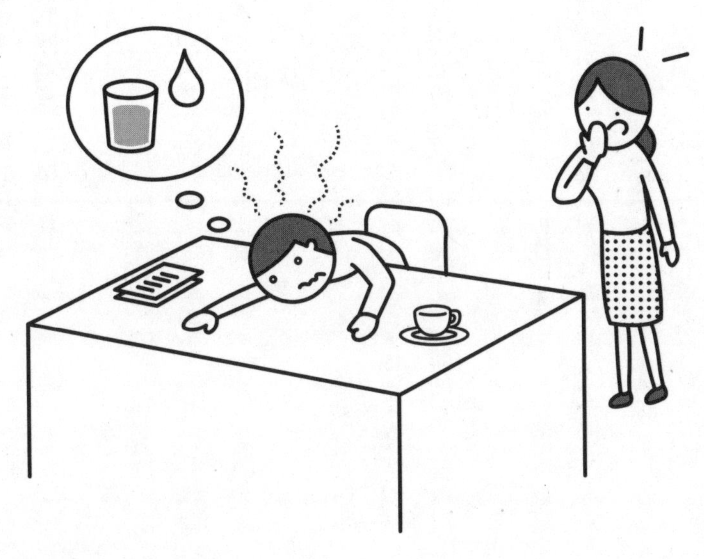

電解質流失則會造成身體開始分解骨骼和肌肉，藉此獲取電解質。所以會出現腳抽筋、感覺麻痺、變得全身無力等自覺症狀。通勤或跑外務時經常會流汗，或是不常喝水的人，都要特別留意這些症狀。

心靈健康小筆記

坐辦公室的人記得多攝取水分

上班族工作時最好多喝水，可以促進代謝，消除疲勞，還能預防高血壓。加上廁所距離不遠，可以讓自己多站起來走動，也有維持健康的效果。

認識三種脫水型態

脫水分為三種型態

第一種是「高滲性脫水」，指體液滲透壓增加引發的脫水。因為水分流失得比電解質多，所以體液濃度提高。會感覺到口渴的脫水大多屬於這一類。

第二種是「等滲性脫水」。體液滲透壓正常，電解質和水分流失的程度也差不多。因為腹瀉或嘔吐等一口氣流失大量體液時，就會出現這種脫水。

第三種是「低滲性脫水」，指體液滲透壓減少引發的脫水。因為電解質流失得比水分多，所以體液濃度降低。不同於高滲性脫水，這一類型的脫水不會產生極度口渴的感覺。

夏天運動或是在戶外活動的時候，很多人都會含著鹽糖或是鹽錠，就是為了預防低滲性脫水發生。因為如果大量流汗，卻只有補充水分，體液會愈來愈稀。一方面自己覺得已經確實補充水分，也不會感到口渴。可是另一方面，體內的電解質正在不斷流失，於是便出現疲憊、倦怠等症狀，甚至會引發痙攣。像這樣低滲性脫水由於沒有自覺，所以說不定是最危險的。順帶一提的是，要判斷是否脫水，可以從尿液的顏色來判斷。如果沒有攝取維生素類的營養補充品，但是尿液卻呈現深黃色或咖啡色，身體很有可能就是脫水了。

一般人可能都認為上班族待在冷氣房裡不會脫水，不過其實乾燥的辦公室意外地風險特別高。很多人長時間坐在辦公桌前，不知不覺

三種脫水症狀

高滲性脫水
體液滲透壓增加，造成體液濃度提高，容易覺得口渴。

低滲性脫水
體液滲透壓減少，造成體液濃度降低，感覺不到口渴。

等滲性脫水
體液滲透壓正常，容易發生在腹瀉、嘔吐等體內電解質和水分瞬間大量流失的情況。

間身體早就呈現脫水狀態而感到疲勞。可以喝點運動飲料，或是午餐喝味噌湯，以適時補充電解質，並且隨時留意自己身體的狀況和疲勞程度。

心靈健康小筆記

在冷氣房裡容易脫水的原因

上班族待在冷氣房裡雖然不太會流汗，不過還是有不少人會出現輕度脫水的症狀。因為冷氣房裡空氣比較乾燥，如果再加上自己沒有特別注意，很容易就會忘了喝水。另外，因為喝茶和咖啡都有利尿的作用，會讓人經常跑廁所，對工作來說相當不方便。

心理健康名言

只要有意識地呼吸，就能為身體帶來更多生命力。

整骨治療師

羅伯特·福爾福德（Robert C. Fulford）

第 7 章

實踐正念練習！

整頓心靈，擁抱沒有壓力的人生！

以當今蔚為話題的「正念」為主軸，
介紹各種透過瑜伽、伸展及東方醫學
來整頓心理與身體的方法。

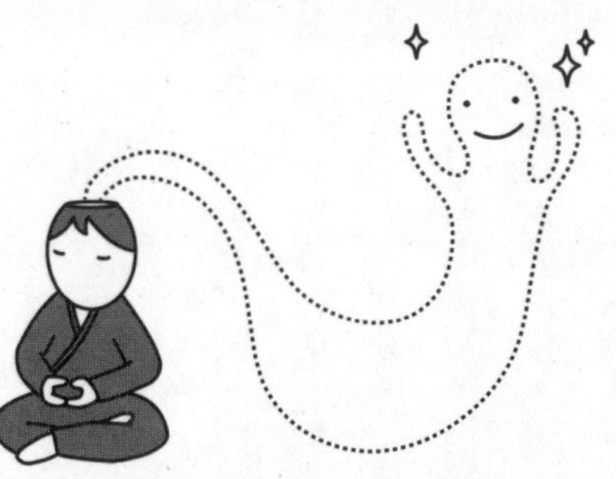

mental ni iikoto chou taizen

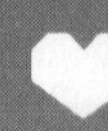

姿勢和呼吸是「不會累的大腦」的基本！結合冥想的基本方法，打造全能的力量

關鍵字　姿勢，呼吸

呼吸本身也有很重要的意義。吸氣的時候雖然是興奮和緊張狀態下處於優位的交感神經在作用，不過吐氣時就是放鬆狀態時處於優位的副交感神經在作用。所以藉由慢慢地拉長吐氣時間，就能讓副交感神經處於優位，讓自己更放鬆。不僅如此，慢慢吐氣時體內二氧化碳會漸漸增加，這時候讓人感覺快樂的神經傳導物質會增加分泌，使人處於一個沒有壓力、不覺焦躁、完全放鬆的狀態。

背部挺直 深呼吸

想讓大腦完全發揮能力，基本方法就是「背部挺直，深呼吸」。現代人由於長期使用筆電和手機，很容易變成駝背。在這種姿勢下，很容易呼吸就會變淺，造成體內的氧氣沒辦法完全傳送到大腦和身體各部位。結果就是大腦變得容易覺得疲累。

冥想的基本方法
調身
調整姿勢
調息
調整呼吸
調心
調整精神

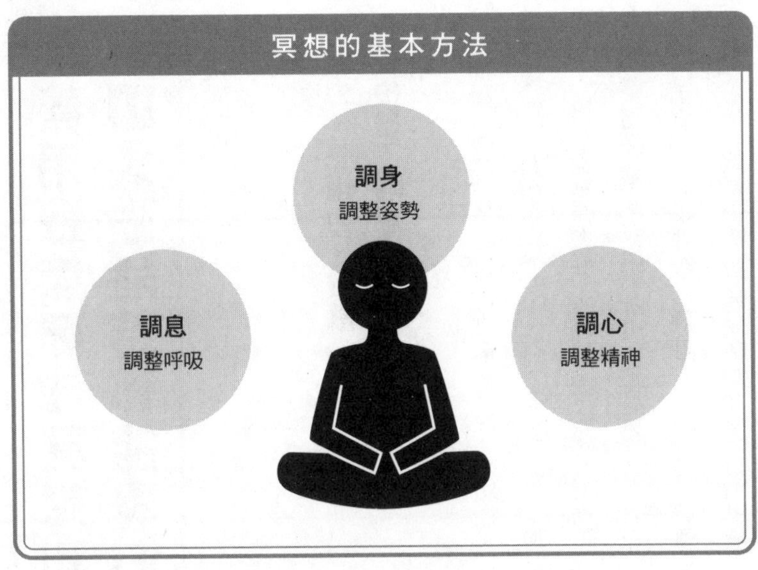

事實上，調整姿勢和呼吸就是冥想的基本動作。這麼做可以提升專注力、想像力、記憶力、決策力等全部的工作能力，大家一定要試試看。

心靈健康小筆記

冥想＝宗教讓人感覺怪怪的？

說到冥想，總會讓人有宗教或心靈方面的感覺。事實上，它絕對不是什麼奇怪的東西，它的原理和各種效果在近年來以腦科學為主的先進科學的研究下，已經獲得證實。

mental ni
iikoto
chou taizen

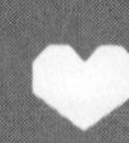

善用聚焦專注冥想和觀息冥想，讓大腦隨時都能專心

關鍵字 聚焦專注冥想、觀息冥想

專注力、記憶力、靈感全任由自己隨意操控

冥想分為兩種，一種是「聚焦專注冥想」，能鍛鍊專注力和決策力。另一種是「觀息冥想」，可以激發產生更多靈感。在這裡就讓我們依循著冥想的基本方法來說明這兩種的差異吧。

首先第一個步驟的「調身」，也就是調整姿勢。坐在椅子上，身體整個往後靠，兩腳放在地上，雙手輕輕握拳置於大腿上。挺直背部，然後像聳肩一樣身體用力，接著再一口氣放掉力氣。

下一個步驟是「調息」，也就是調整呼吸。先用鼻子吸氣5秒，然後用鼻子或嘴巴慢慢吐氣，大約10～15秒。然後就可以進入「調心」，也就是調整心靈。

「聚焦專注冥想」是把自己專注在呼吸眼前的事物等單一對象。一開始注意力會集中，可是漸漸地腦子裡會浮現其他東西，注意力開始分散。這時候再重新把專注力集中到原本的

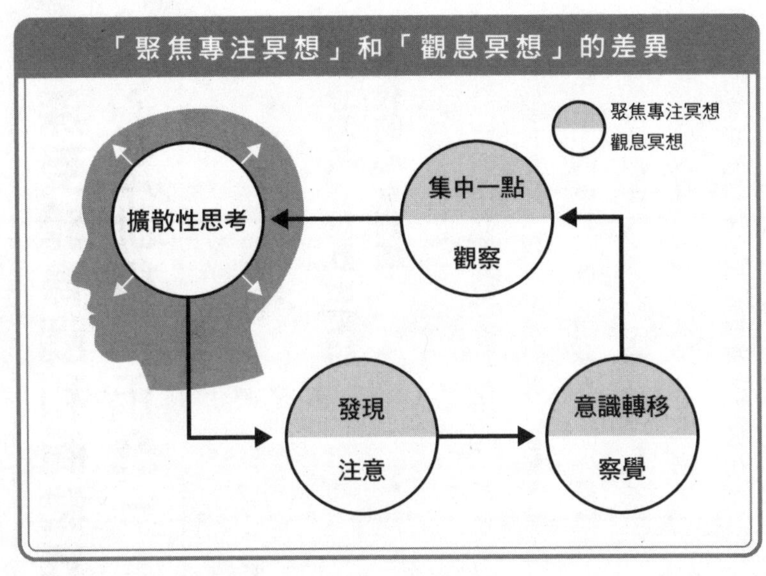

對象。藉由這樣來調整姿勢和呼吸，從混亂中察覺自己的心靈狀態。

「觀息冥想」則是不去一一檢視冥想中的思緒和情緒，只要單純地觀察，讓它自然出現、消失。也可以在大腦裡陳述心裡浮現的念頭，例如「好涼」、「感覺到肩頸硬硬的」等。這麼一來就能不受思緒左右地做到客觀審視。

心靈健康小筆記

冥想能夠改變大腦構造?!

研究報告顯示，在經過8週的冥想之後，大腦的扁桃腺明顯變小了。扁桃腺跟憤怒和恐懼的情緒有關，如果過度活躍，所釋放的荷爾蒙會讓人容易情緒失控。換句話說，冥想可以防止這種情況的發生。

深受體育圈和商業界關注的心智訓練「正念」

關鍵字　正念

以冥想為核心設計出來的次世代的心智訓練

這一節的內容要針對162頁提到的「正念」做更詳細的介紹，教大家如何調整心靈，減少每天生活中的壓力。創立這套理論的人是麻省理工學院的研究人員喬．卡巴金（Jon Kabat-Zinn），他本身的研究領域是分子生物學，平時就有冥想的習慣，所以對冥想的效用一直很感興趣。一九七九年，他研發了一套「正念減壓訓練」（Mindfulness-Based Stress Reduction，簡稱MBSR），希望冥想能為醫療做出貢獻。這套訓練是專為有慢性病痛的患者所設計，參加者每天最少要進行45分鐘的冥想，前後一共為期8週，過程包含數次對談，幫助參加者更瞭解冥想。這套訓練並不是讓痛苦消失，而是「學會和痛苦共處」，藉由這樣達到減輕痛苦和苦惱的目的。

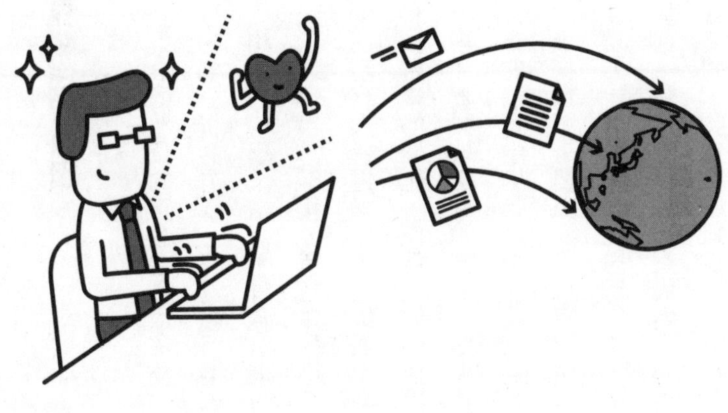

卡巴金所研發的這套訓練排除了宗教色彩，將冥想體驗「標準化」。關於正念的定義，他的說法是「主動把注意力放在『現在當下』所發生的經驗上，且不做任何批評和判斷」。不是改變想法，而是訓練專注力該擺在哪裡。這就是正念練習。

心靈健康小筆記

就連喬科維奇也都在做正念練習

男子網球世界排名第一的喬科維奇，每天都會進行15分鐘的正念練習。據說是為了擺脫輸掉比賽的心情，重視程度一點也不輸身體上的訓練。

正念練習受到商業界關注的原因

創立於一九九〇年代的正念之所以普及，是因為它是以科學分析的方式，將達賴．喇嘛的冥想概念，和西方科學做結合所研發出來的一套訓練。到了二〇〇〇年代，商業界掀起了一股正念風潮。現代人透過網路每天接觸到龐大的訊息，科技帶來的變化，使得人們的負擔也跟著增加。再加上科技工具的普及，讓人們經常曝露在大量的情報中。要處理如此大量的情報，大腦的負擔也跟著變重，人沒有辦法再控制自己的注意力，造成擴散性思考失控，精神恍惚無法專注，注意力渙散。察覺到這一點的美國頂尖菁英們，於是注意到心智控制對自己從事創造性工作的重要性。不僅如此，他們也認為應該讓底下的員工也學習到這項能力。所以企業才紛紛在內部員工訓練中導入正念練習。

冥想不會給大腦帶來太大的刺激。以專注呼吸為例，只是刻意把專注力擺在平常完全不會意識到的呼吸上，藉此察覺一些細微的變化，例如「今天跟平常不太一樣」等。透過積極地感知這種非常微弱的刺激，來達到鍛鍊大腦的目的。

舉例來說，「身體掃瞄」（body scan meditation）是正念練習的步驟之一，同樣是透過微弱的刺激來鍛鍊大腦。方法是依照頭→臉部→脖子→背部→腹部→腰→右手→左手→右腳→左腳的順序，將注意力放在自己的身體。

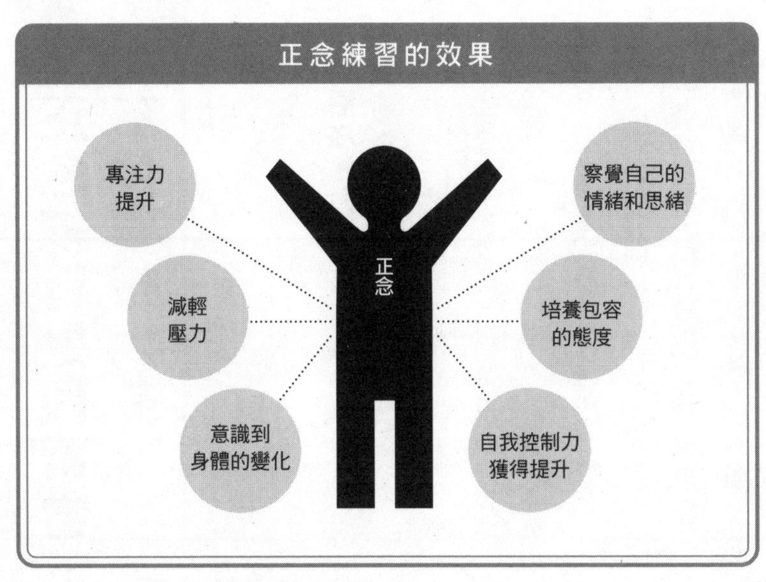

身體感覺和情緒是直接連接的關係，只要能夠更敏銳地察覺身體的感覺，就更能控制自己的情緒。

不論是冥想或正念練習，就算一天做好幾次，效果也有限。如果要讓效果能夠持久，最好的方法就是持之以恆，讓它成為生活的一部分。

心靈健康小筆記

先從1天5分鐘開始持之以恆的訣竅

大腦不喜歡新的變化，所以最好的方法是在原本的習慣中，慢慢加入正念練習。例如利用泡澡或睡前5分鐘進行。一開始先試著持續2週，一旦養成習慣持續長達2個月以上，自然會成為生活中的一部分。

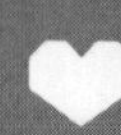

正念練習是觀察當下的自己，不需要想太多

關鍵字　觀察自我

隨時把注意力放在當下這個瞬間的現實

正念簡單來說就是一種觀察自我的方法。專注在當下這個瞬間的現實，真實地去感受、察覺它，不被多餘的思考和情緒所牽動。

也許有些人會問：「為什麼是當下這個瞬間？」這是因為，只有過去和未來會讓人產生多餘的思考和情緒。舉例來說，想到過去「部長的酸言酸語讓我好痛苦，就連昨天也是，只有我的資料被退回來，他一定很不喜歡我」就覺得很煩。又或者是煩惱「明天一定又會被罵，真不想上班……我還要繼續這樣忍耐下去嗎？」。

不過，「當下這個瞬間」並沒有可供思考的材料，所以可以把注意力放在自己身上，例如「我正在走路，先踏出右腳，再踏出左腳，一步一步往前走」，專注在自己腳部的感覺。

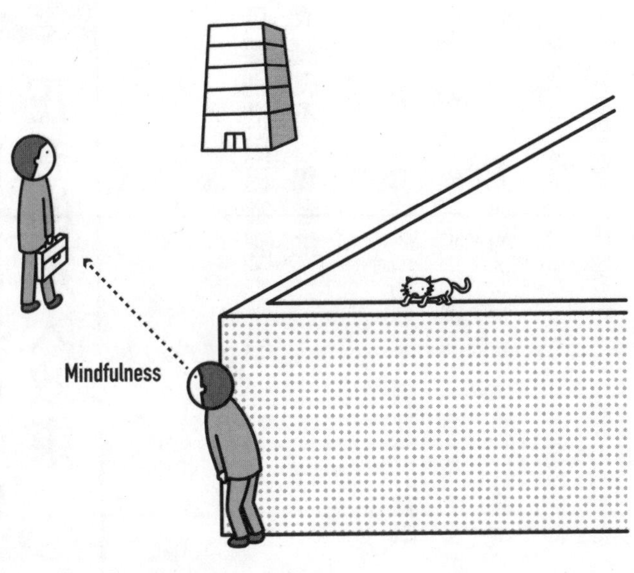

萬一注意力飄到過去或未來而出現不必要的念頭，就再把專注力轉回「當下這個瞬間」。藉由這樣就能消除雜念，養成專注力。

心靈健康小筆記

正念被視為認知行為治療的第三波而受到矚目

在正念練習中，不管腦中浮現任何想法，都只要正面面對自我概念，藉此巧妙地跟其他念頭保持距離。這種作法因為被視為具有預防憂鬱症復發的效果，所以目前漸漸被用來作為認知行為治療的第三波。

mental ni
iikoto
chou taizen

還能預防大腦老化?! 正念的驚人效果

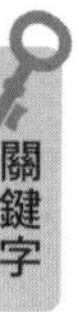

關鍵字　大腦的抗老化

只要別把自己當悲劇主角 大腦就不容易老化

就算自己處於壓力的狀態，只要讓心靈跟身體重新回到「當下這個瞬間」，專心將正念融入生活，不必要的憤怒、為莫名的執著而痛苦的情況就會愈來愈少。就算出現多餘的念頭，一旦感覺到心理或身體上的痛苦，就要馬上停止，別再去想它就行了。想維持正念的生活，找時間讓自己專心在當下的事情上，例如打掃、洗碗等，或許也是不錯的方法。

正念的生活維持一段時間之後，不可思議地大腦也會開始出現變化。研究正念經歷十年以上者的大腦發現，身體感覺高層次中樞的島葉，和負責思考及創造的前額葉，兩者的容積都增加了。

一般來說，人隨著年齡增長，大腦皮質（前額葉）的厚度會愈來愈薄。但是有正念習

正念能促進額葉的作用

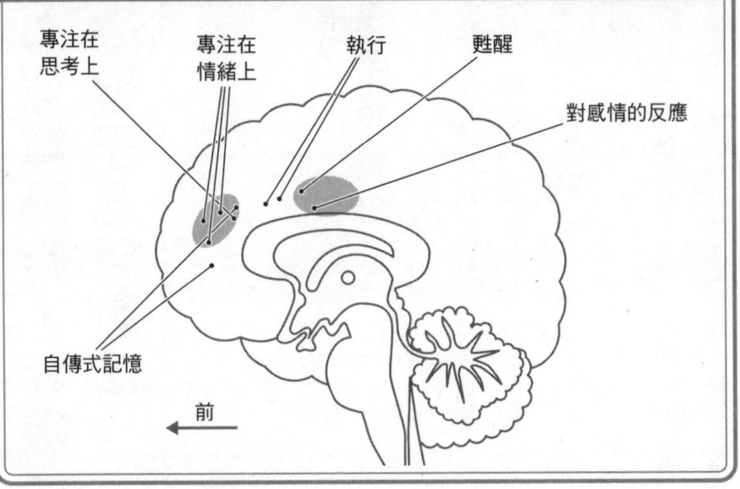

慣的人，厚度都沒有任何改變。從這一點看來，說正念有預防大腦老化的效果也不為過。

心靈健康小筆記

正念和佛教概念相似之處

正念是排除所有先決條件，真實地徹底觀察自我，藉此瞭解自己並不存在。這種作法類似於初期佛教中的五蘊概念，也就是自己不過只是「色、受、想、行、識」的集合罷了。

mental ni
iikoto
chou taizen

心浮氣躁時，呼吸也會很亂！學習正念呼吸法

關鍵字　3分鐘正念呼吸法

生氣的人嘴巴動個不停的原因

各位是不是也見過這種景象呢？正氣得亂罵人的人，嘴巴會不停地動個不停。或者是回頭想想，自己在憂鬱的時候，是不是也會唉聲嘆氣呢？

人在心浮氣躁的時候，同時間呼吸一定也很亂。因為不安等負面情緒會讓呼吸變淺。也就是說，反過來利用這一點，只要讓呼吸穩定下來，心情也會跟著平靜下來。「3分鐘正念呼吸法」就是能有效穩定心情的一種呼吸法。

雖說是呼吸法，不過方法非常簡單，主要就是慢慢呼吸而已。用腹式呼吸法慢慢吸氣，然後再慢慢吐氣。吐氣的訣竅在於感覺像是要把整個肺裡頭的二氧化碳全部吐出來一樣。另一個重點是專心在呼吸上。如果不小心思緒飄到別的地方，就趕緊再轉回來。用這種方式呼吸3分鐘。

透過這個「3分鐘正念呼吸法」，原本的壓力可以獲得緩解，心情也能平靜下來。

花3分鐘做「正念呼吸法」

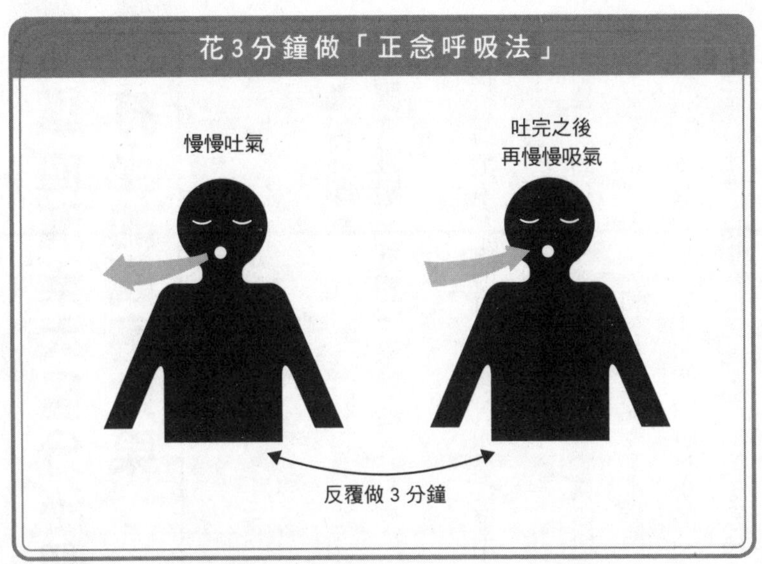

心靈健康小筆記

正念呼吸會改變人的聲音和印象

做正念的深呼吸會讓人聲音變得低沉、平靜，所以會給人放心的感覺。換句話說，在跟人說話時注意自己的呼吸，用「平靜的聲音」說話，應該能讓對方感受到你的自信，有安心的感覺。

mental ni
iikoto
chou taizen

讓血清素大量分泌吧！打坐的厲害效果

關鍵字　打坐

拋開高尚的印象 用「腹式呼吸x冥想」來思考

促進血清素分泌的方法很多，如果打定主意不想花錢，最簡單的方法就是「打坐」。不過這裡所說的打坐，不需要做到頓悟，只要把注意力放在自己的呼吸和冥想上就行了，每個人都做得到。許多知名人士也都瞭解打坐的功效，像是日本前首相安倍晉三、美國籃球教練菲爾．傑克森（Philip Jackson）等，都是大家知道有打坐習慣的名人。

關於打坐的詳細方法，在接下來的內容中會有介紹。這裡要說明的是，為什麼打坐有促進血清素分泌的效果？針對開始打坐前跟持續打坐習慣3個月之後，比較兩者的大腦發現，打坐前血清素神經所釋放的電波頻率較低，接收電波的標的細胞也比較脆弱。人的姿勢不端正，表情看起來也沒有活力。可是持續打坐3

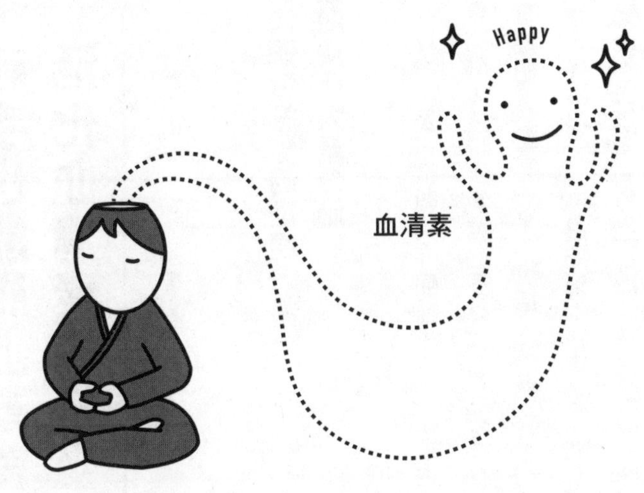

個月之後，電波發送的頻率提高了，標的細胞也變得很有活力。不只血清素能傳送到全身，血清素神經也獲得鍛鍊，使打坐後神清氣爽的感覺能維持得更久。

心靈健康小筆記

目的如果是釋放血清素
打坐時
眼睛要半開半閉

如果打坐的目的是為了分泌血清素，眼睛就半開半閉地打坐吧，大腦會釋放快速的α波，讓頭腦更清楚，感覺神清氣爽。如果眼睛整個閉上，大腦會釋放慢速的α波，讓人想睡覺，所以自然無法促使血清素分泌。

mental ni
iikoto
chou taizen

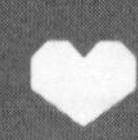

新手也能馬上學會！活化血清素的打坐方法

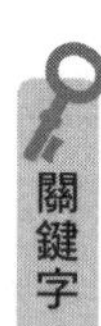

關鍵字　打坐的方法

營造適合打坐的環境 讓血清速大量分泌

打坐不是一定要到寺廟裡才行，在家也能輕鬆辦到，所以大家務必要試試看。雖然打坐時有幾個重點要注意，包括「調身」、「調息」、「調心」，不過如果太在意，呼吸反而會變淺，血清素神經也沒辦法獲得刺激。所以只要記住基本方法，接下來就專心反覆深呼吸，放鬆試試看吧。

首先，為了能專心、有效地打坐，先把環境準備好吧。找個可以自己一個人安靜坐下來的空間，全黑或太亮的房間都不適合。坐下來之後，跟四周的窗戶和屏風、拉門、牆壁等要保持約一公尺的距離。不要開窗，如果太冷或太熱，就用空調來調整溫度。身上穿的衣服只要下半身跟腰部寬鬆的都可以，如果有藍染的柔道服作務衣（譯註：日本和尚穿的工作服）也可

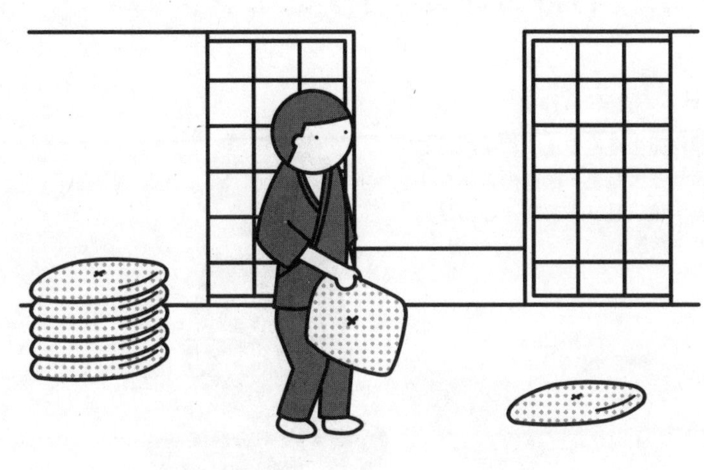

以穿。不過穿睡衣可能會覺得太放鬆，不適合用來打坐。也不要穿緊身牛仔褲或窄裙，另外，身上如果有首飾和手錶，也都要拿下來。

準備兩個坐墊，一個正常鋪在地上，另一個對摺，墊在第一個坐墊和臀部的中間。像這樣臀部抬高可以讓腰打直，腳更容易盤坐。

另外還有一點要注意的是，不適合打坐的身體狀態。一天當中雖然任何時間都可以打坐，不過如果沒睡飽或是感冒、空腹或吃太飽時，都不適合打坐。總之身體狀況不好的時候，基本上就盡量避免。

一開始的打坐方法

1 坐下

雙腳打開坐在坐墊上，兩手抓住右腳抬到左大腿上，腳踝部位貼在下腹處。這只是基本姿勢，左右反過來也沒關係。

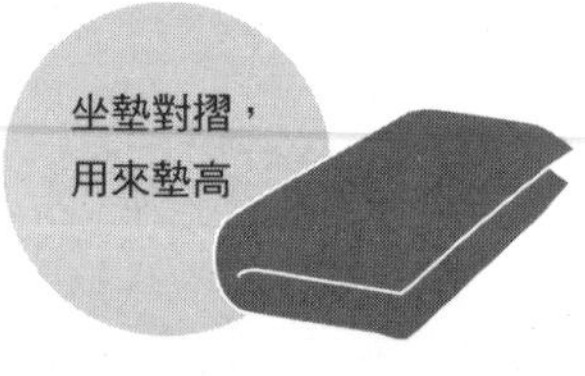

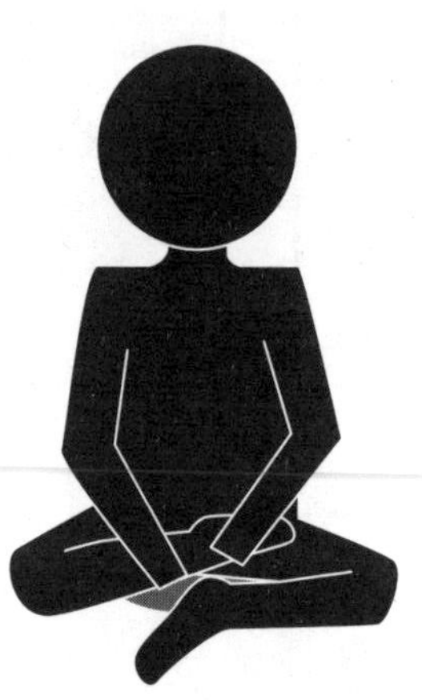

2 結跏趺坐

左腳放在右腳大腿上。兩隻腳以同樣的角度交叉，兩邊膝蓋要碰到坐墊。也可以改成單腳盤腿的「半跏趺坐」。收下巴，背部打直。

收下巴
背部
打直
雙腳盤坐
如果做不到，
也可以跪坐

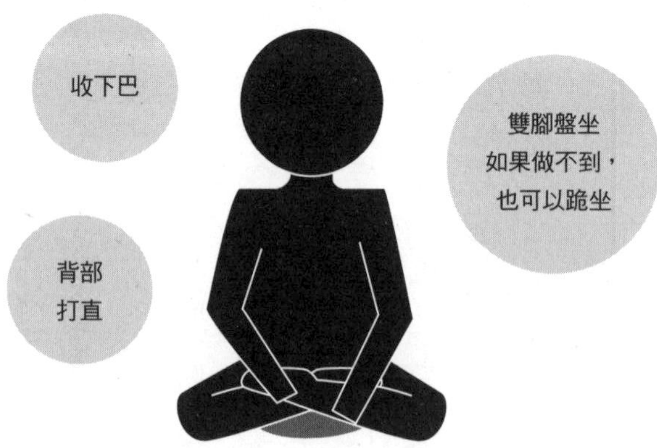

藉由打坐刺激血清素分泌的重點在於，注意力要放在腹式呼吸，而不是盤坐和手的姿勢。在還沒習慣之前，可以慢慢地數呼吸次數。

3 法界定印

右手掌心朝上放在腳上，然後把左手手背放在右手掌上。這個姿勢叫做「法界定印」。雙手距離大約是大拇指指尖能夠輕輕碰觸即可。

4 半眼

眼睛輕輕閉上。半眼的意思是眼睛稍微打開，視線落在前方約90公分處。如果完全閉上眼睛，大腦的α波就會變慢，沒辦法刺激血清素分泌。

半眼

90cm 左右

5 冥想

深深地吐氣，再自然地吸氣。反覆做腹式呼吸，讓心靜下來。也可以做「數息觀」（數呼吸次數）。就這樣做5～30分鐘。

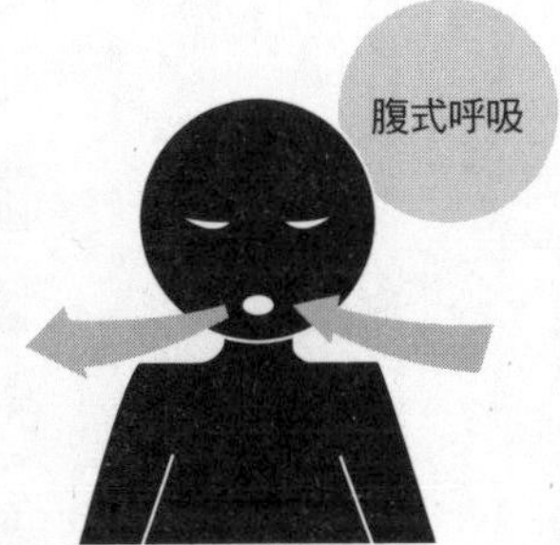

深受女性歡迎的瑜伽，刺激血清素分泌的效果也十分驚人！

關鍵字　瑜伽

只要做個10分鐘就能輕鬆促進血清素分泌

上一節介紹了打坐的功效，不過其實打坐是源自於瑜伽。當初釋迦牟尼佛透過觀察腹式呼吸和瑜伽，發現這種方法可以讓每個人都獲得心理的平靜。就刺激血清素來說，瑜伽也是非常好的一個選擇。剛開始嘗試的人也許會覺得「動作很難」、「身體一定要很柔軟才行」，不過其實做瑜伽最重要的是配合身體的動作呼吸，在大腦裡想像出姿勢。這個原則非常重要，稱為「三密」，也就是將心理、身體、呼吸三者做結合。動作、呼吸、意識三者集中能促進血清素分泌，這一點瑜伽也是一樣。

有些瑜伽動作做起來可能會感到疼痛，這其實是身體發出的訊號，告訴你「不能做這個動作」，這時候就千萬不要勉強繼續做下去。

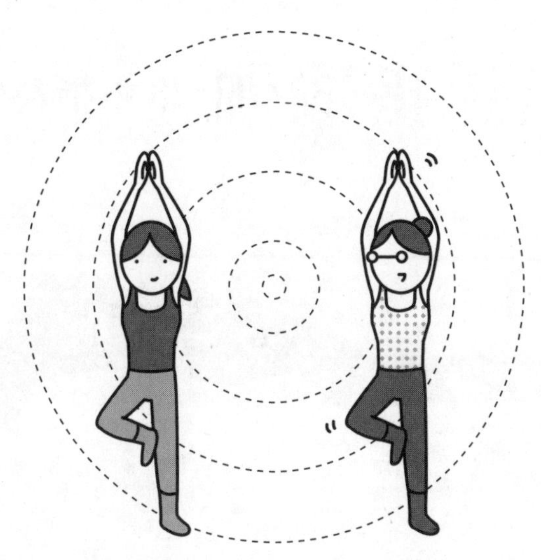

不過，感覺如果只有舒服，效果也會比較差，所以要注意應該是「雖然會有點痛，可是很舒服」的感覺。

現在的健身房一定都會開設瑜伽課程，坊間也有很多瑜伽教室。各位何不也一起來體會這種跟著深層腹式呼吸做出各種姿勢的樂趣呢！

心靈健康小筆記

光用看的就很有趣
有個性的
瑜伽姿勢名稱

常聽到的瑜伽姿勢有「拜日式」、「貓式」等，不過除此之外據說瑜伽的姿勢多達數千種。其中甚至還有「牛面式」和「下犬式」這種聽起來很有個性的姿勢。

快速手指瑜伽（以中指為例）

1

一隻手抓住另一手中指的第一指關節，上下扭轉約20次。包括接下來的動作在內，邊做要邊吐氣，想像要把身體裡不好的東西吐出來。

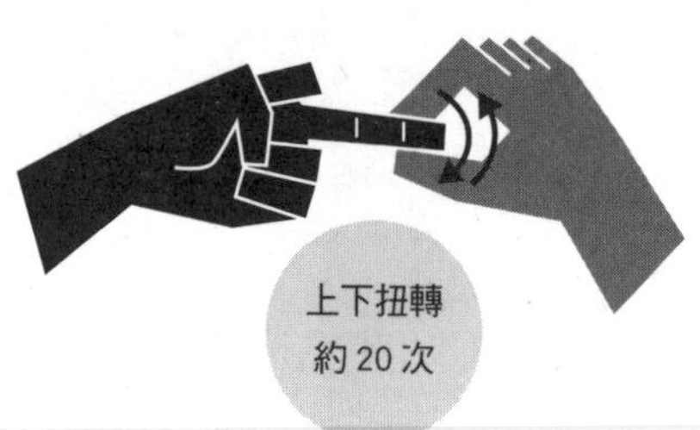

2

接著抓住第二指關節，同樣上下扭轉約20次。第三指關節（指根處）也是同樣動作。

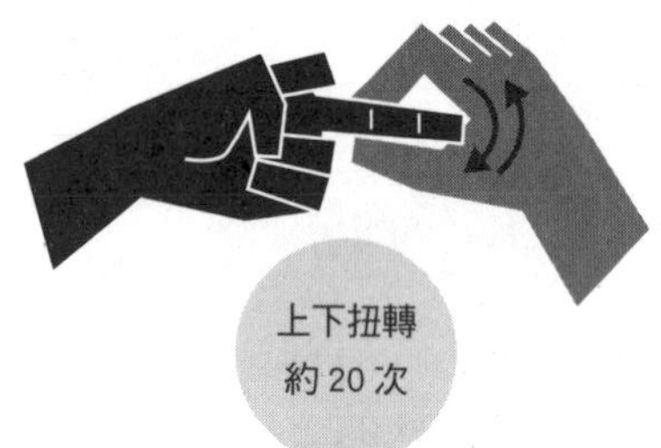

3

抓住中指指尖，往手背的方向拉起，維持這個動作，慢慢地從指根左右旋轉約20次。

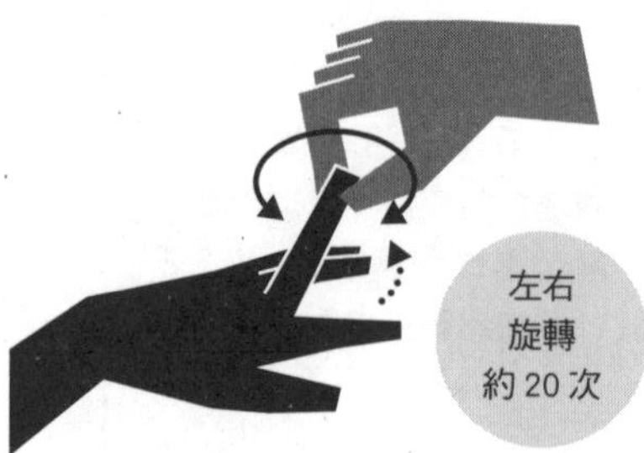

一般的瑜伽需要場地才能做，不過「手指瑜伽」在任何地方都能做，像是在通勤或上下課的電車上，或是泡澡的時候等。而且坐著就能做，也很適合上班時用來消除壓力。

4

把手放在大腿或地上，手背朝上。從中指根部往指尖來回摩擦約10次，想像要把中指搓暖一樣。

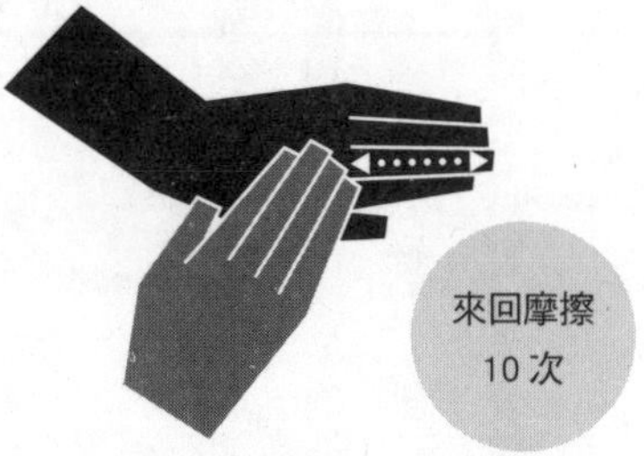

來回摩擦
10 次

5

抓住中指指尖用力拉，然後再用力放掉。

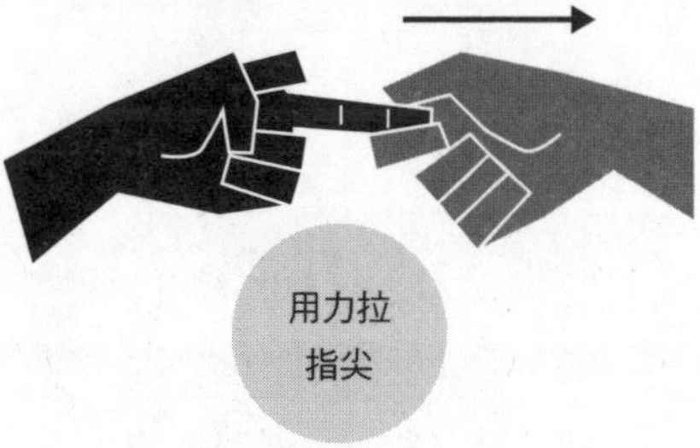

用力拉
指尖

6

將手往前伸，手掌朝上。抓住中指，整個手腕往手腕下方的方向拉，動作重複3次。
換另一隻手重複1～6的步驟。

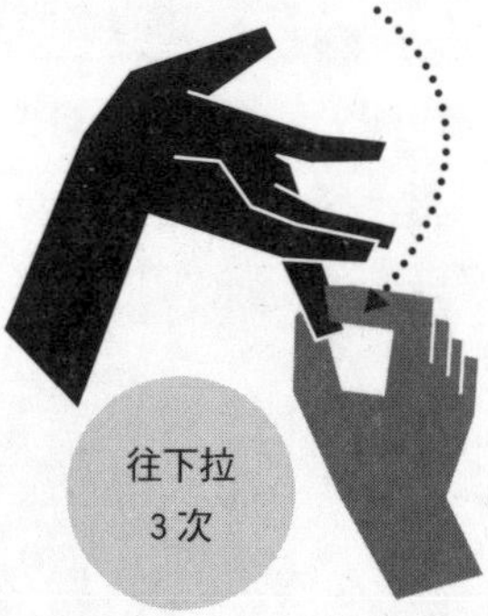

往下拉
3 次

坐著改善手腳冰冷的問題！在辦公室也能做的「坐姿踏步」

關鍵字　坐姿踏步

促進全身血液循環 還能提高新陳代謝

平時都是坐辦公室工作的人，常見的困擾之一就是腳部冰冷和水腫。很多人到了傍晚雙腳都會發腫發脹，感覺鞋子變小，腳塞得很不舒服。這種時候應該試著做點「坐姿踏步」的動作。

人的血管總長大約有10萬公里，足足可以繞地球兩圈半。因為這樣，所以血液才有辦法將氧氣和養分傳送到微血管內的肌肉，並且帶走二氧化碳和老廢物質。只不過，要把血液輸送到全身每個部位實在非常困難，因為平時體內有一半的血液其實都在偷懶，沒有保持流動。所以末梢的手腳才會容易冰冷。

坐著做踏步的動作能刺激整個腳底，促進腎臟功能，使全身變暖和，改善手腳冰冷的情況。血液循環變好不只能改善膝蓋痛、腰痛、

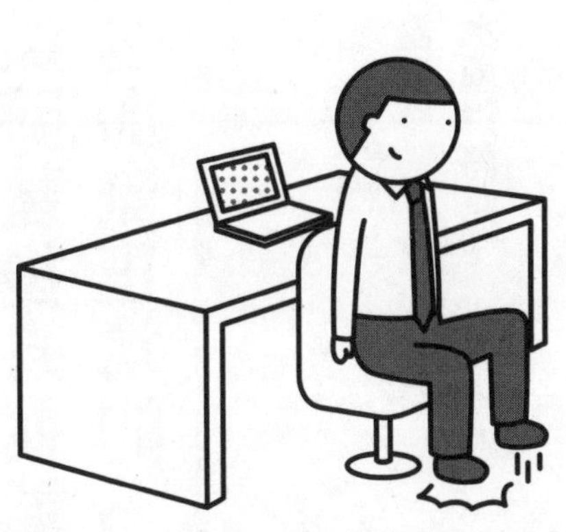

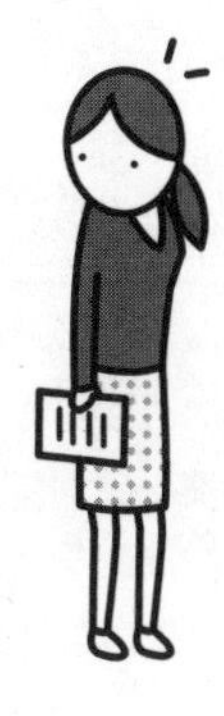

肩頸僵硬，而且因為使用到腹肌，所以連便秘問題也能獲得改善。大家可以先用自己做得到的方式，想像身體裡的血液動起來，放輕鬆地去嘗試。工作感到焦躁的時候也可以試著做做看。

心靈健康小筆記

利用休息或工作空檔
動動手腳
促進血液循環吧

手腳和耳朵這些身體的末梢部位通常比較難有新鮮的血液流過，所以平時應該利用休息時間按摩一下手掌，或是做點伸展運動，刻意活動一下身體的末梢部位，增加血液循環。

mental ni
iikoto
chou taizen

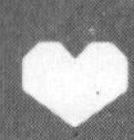

推揉膝蓋後方就能消除水腫！促進血流正常的「膝後揉壓術」

關鍵字　膝後揉壓術

提高全身體溫 讓雙腳跟水腫說再見

晚上要穿長靴，卻發現拉鍊怎麼拉也拉不起來……這種水腫的經驗，特別是女性一定都經歷過。其實有個很簡單的方法就能消除水腫，就是「膝後揉壓術」。

方法很簡單，找出膝蓋後方的「膕動脈」，用手指用力壓，暫時切斷血流。接著再放開手指，讓動脈血液快速流往腳尖。在實驗當中，這個方法可以有效提高距離心臟較遠的部位的體溫。這套按摩的方法就是透過反覆做這樣的動作來促進血液循環。

動脈血流的速度一旦增加，靜脈血流也會加速往上半身流。這樣的交互流動會使體溫上升，提高新陳代謝，脂肪自然會被燃燒轉換成能量。除了肩頸僵硬和手腳冰冷的問題以外，也有改善高血壓和便秘的功效。

膝後揉壓術提高體溫的效果

	Before	After	前後差距
背部	34.7℃	35.2℃	+0.5℃
腰部	33.7℃	34.3℃	+0.6℃
大腿	34.2℃	35.3℃	+1.1℃
小腿	33.8℃	34.8℃	+1.0℃
腳趾	33.0℃	34.8℃	+1.8℃
手指	33.2℃	34.1℃	+0.9℃

※此數據為8個人的平均值

膝後揉壓術最好的方式是每天做5分鐘，只要反覆做「壓」、「放」的動作，大約做個10次就可以了。右撇子的人可以先做左腳再右腳，左撇子的人則先從右腳開始。

心靈健康小筆記

利用膝後揉壓術
提高體溫
達到瘦身目的！

膝後推揉術能夠調整自律神經的平衡，所以具有提高體溫，燃燒脂肪的效果。而且體溫升高會促進排汗，將體內的老廢物質和毒素、多餘水分排出體外，所以也有消除水腫的作用。

mental ni iikoto chou taizen

跟暈眩、耳鳴從此說掰掰！相撲力士「四股踏」動作的意外功效

關鍵字　四股踏

失去平衡感容易引發頭痛和噁心

暈眩和耳鳴實在讓人非常痛苦，這些都跟大腦中稱為前庭小腦的部位有關。自律神經、眼睛、腳等器官接收到的訊息都會集中到前庭小腦，可是一旦情報過多，人的平衡感就會失常。就像喝了酒之後人會搖搖晃晃的，也是因為前庭小腦受到酒精的影響。用這種比喻來想像應該會比較容易明白。平衡感失常會造成身體失去平衡，引發頭痛、冒冷汗、噁心想吐等不舒服的症狀。

鍛鍊平衡感很有效的方法之一，就是相撲力士常做的動作「四股踏」。先踮腳尖站好，兩腳膝蓋向左右整個打開，上半身挺直，邊吐氣邊往下蹲，身體重心上下移動。注意上半身要挺直、不能彎。往下蹲時不必勉強自己膝蓋要很彎，可以在背後擺張椅子，往下蹲時臀部

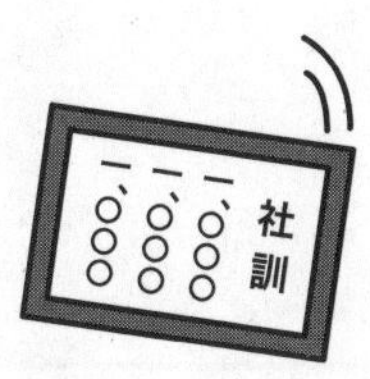

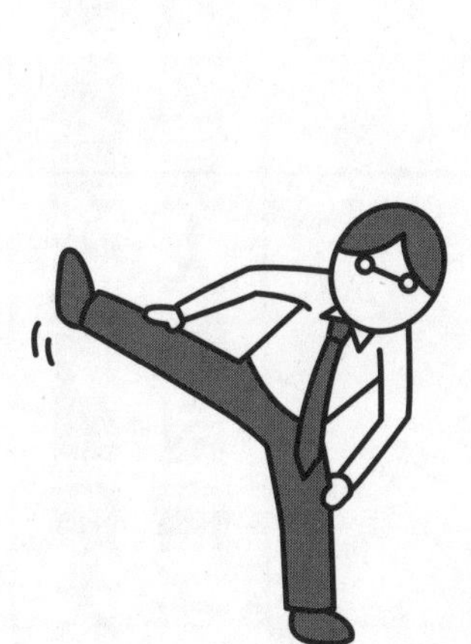

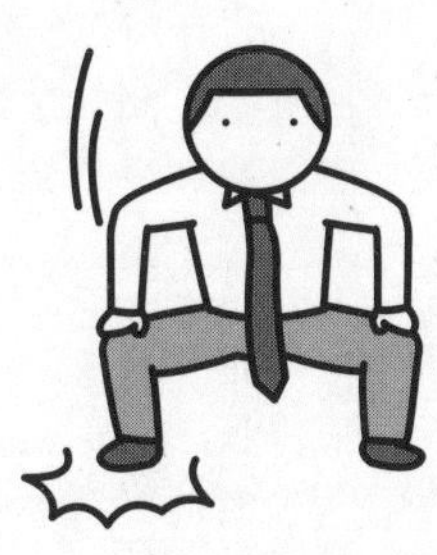

輕輕碰到椅子就行了。

四股踏除了可以鍛鍊平衡感以外，還能讓下半身變得更穩，身體變得更柔軟，是非常好的一個動作。大家可以每天持續早上做個10次，晚上做個20次左右。

心靈健康小筆記

四股踏動作是非常好的肌力訓練之一

四股踏的動作可以增加髖關節的柔軟度，鍛鍊到深層肌肉，穩定身體重心。還能鍛鍊腹肌、四頭肌、臀中肌、臀大肌、大腿後肌等五個部位的肌肉，具有提臀和雕塑身形的效果。

刺激男性荷爾蒙大量分泌，找回男人的自信「慢速深蹲」的神奇效果

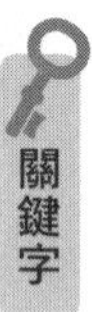

關鍵字　慢速深蹲

男性荷爾蒙一旦減少會造成前列腺肥大，讓人變得無精打采

對中年期之後的男性而言，男性荷爾蒙分泌變少是非常大的打擊。不只全身的血液循環會變差，人也會變得無精打采而感到憂鬱，對整個人的活力危害相當大。甚至還會造成前列腺肥大，引發頻尿和殘尿感等症狀。而且男性荷爾蒙等於是年輕的泉源，一旦分泌減少，也會造成中年發福、皺紋變多，讓人一下子變成「歐吉桑」。

「慢速深蹲」可以解決男性荷爾蒙分泌減少的問題。養成習慣天天做，可以刺激男性荷爾蒙分泌，增加肌肉。如此一來身體就會判斷「需要更多男性荷爾蒙」，於是下令睪丸分泌更多的男性荷爾蒙。也就是說，肌肉增加，男性荷爾蒙的分泌也會跟著增加。如果想讓分泌更有效率，訓練的時候可以稍微激烈一點，而

持之以恆即可見效的「慢速深蹲」

1 兩腳打開，稍微比肩膀再寬一點。背部挺直站好。

2 臀部往後翹，膝蓋彎曲往下蹲，做到大腿和地面平行之後，再把膝蓋打直，回到一開始的姿勢。

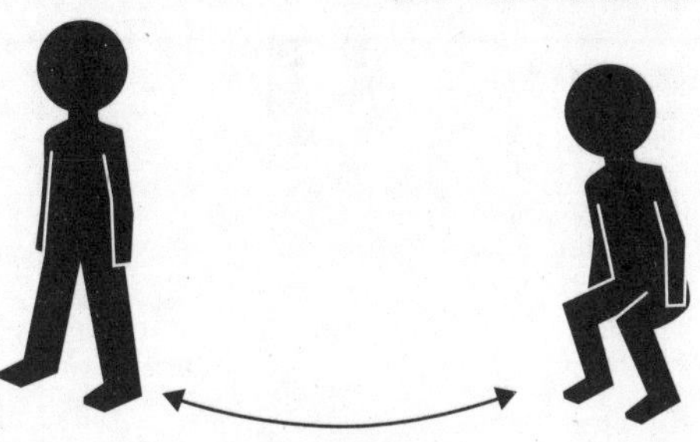

每天重複做5次

且盡量使用身體本身的大肌肉和各個關節。可以符合這些條件的運動，就是「慢速深蹲」。

心靈健康小筆記

藉由「扭動腳踝」讓副交感神經處於優位

想要改善自律神經，可以讓副交感神經處於優位。身體採仰躺的姿勢，雙腳腳踝同時往內側、外側、內側、外側倒。這個「扭動腳踝」的動作會讓背部和髖關節感受到振動，達到刺激自律神經的效果。

光靠拔手指就能提升免疫力，改善手腳冰冷！刺激第二大腦的「手指交叉」運動

副交感神經受到刺激
使免疫力獲得提升

手指又被稱為「人的第二個大腦」，聚集了各種功能，還有調節自律神經平衡的作用，而自律神經正是控制血管和內臟作用的重要神經。本書也介紹了許多關於手指的健康運動，包括手指瑜伽和手指穴道按摩等，甚至也有說法指出光是拉一拉或甩一甩手指頭，就能刺激副交感神經，達到提升免疫力的效果。

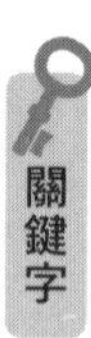

手指交叉

有一個更有效率，簡單就能提升免疫力的手指動作，就是這一節要介紹的「手指交叉」運動。方法是兩手手指相扣，指縫處互相碰觸重疊後再拔開。刺激指縫處能抑制興奮的交感神經，促進副交感神經的作用，藉此增加全身的血液循環，使免疫力獲得提升。

東方醫學相當重視「氣」。「氣」指的是眼睛看不見的能量，而手指交叉再拔開的動

刺激副交感神經的「手指交叉」運動

1 身體放鬆，兩手手指張開，放在身體前方。

2 兩手指縫互相碰觸重疊後再分開。重複同樣動作。

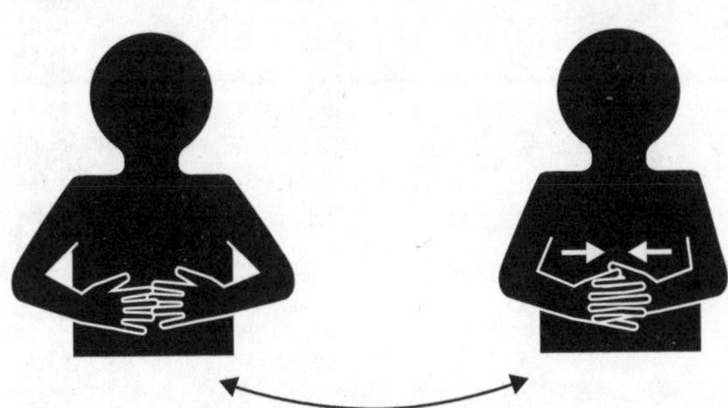

20次為一個循環，每天做2個循環。

作，可以促進「氣」的流動。不只能改善手腳冰冷和便秘的問題，對肩頸僵硬、腰痛、高血壓、肌膚乾燥、失眠等也都有效果。而且這個動作隨時隨地都能做，非常方便。哪天要是覺得身體不太舒服，不妨做幾下這個動作，用力刺激一下指縫吧。

心靈健康小筆記

刺激脖子上的穴道以舒緩肩頸僵硬

喉結左右兩側1.5公分處有個穴道叫做「人迎穴」，用手指由上往下揉壓這個部位，可以促進新陳代謝，讓身體熱起來。有肩頸僵硬困擾的人可以試著做做看。搓揉腳尖和指尖也是個不錯的方法。

只要搓一搓，腸道立刻變順暢！改善便秘的「搓背」動作

關鍵字　搓背

自律神經獲得改善之後便秘再也不可怕

根據厚生勞動省在二〇一六年公布的「國民生活基礎調查概況」，有便秘困擾的日本人每一千人當中，男性大約有24人，女性有46人，以女性為壓倒性多數。65歲以上增加到男性約65人，女性約80人。其中有些人甚至必須依賴藥物才有辦法排便，成了生活不便的一大主因。

便秘的原因包含飲食和缺乏運動等許多因素，其中有很多是受到自律神經失調的影響。自律神經負責控制血管和內臟，其中之一就是排便。自律神經如果失調，大腸的蠕動功能就會失常。這時候就算用力，也只會排出少量、一顆顆像山羊便一樣的糞便。甚至有人連便意都感覺不到。

受自律神經影響而便秘的人，整體來說很

改善便秘的「搓背」動作

1 坐在椅子上或地上，左手輕輕握拳放到背部，將拳頭放在背上，盡可能地由上往下慢慢摩擦直到尾骨部位，時間大約10秒。

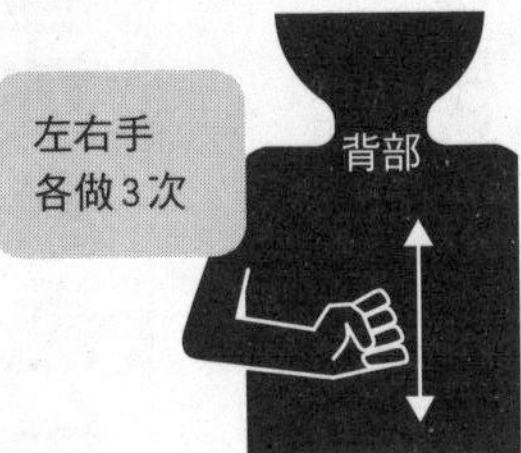

2 用鼻子大口吸氣，再用嘴巴大口吐氣。吸氣後腹肌用力憋住，默數10秒鐘。

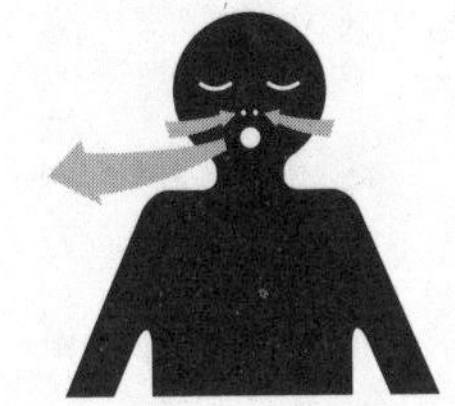

這個呼吸的動作3次以上
為一個循環，每天做2個循環。

多都有脊椎變硬的問題。自律神經的位置是從脊椎的骨頭夾縫中向外延伸，所以脊椎變硬也會影響到自律神經。「搓背」的動作可以舒緩僵硬的脊椎骨。很多人做了這個動作後，馬上就感覺到腸道開始蠕動，產生便意。

心靈健康小筆記

上半身反摺的瑜伽「上犬式」能改善便秘

身體趴著，上半身反摺的「上犬式」可以改善自律神經等神經系統的作用。不只能調整腸道功能，解決便秘問題，也有抑制神經性腹瀉和腸躁症候群的效果。

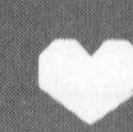

找回腸道原本的功能！用「畫圓按摩法」改善便秘

關鍵字　畫圓按摩法

飯後2小時做畫圓按摩法促使腸道開始動起來

便秘除了受到自律神經失調的影響以外，更多的還是缺乏運動造成腹肌無力，導致沒有辦法靠自己的力量將糞便擠出腸道。還有很多直腸反應力差的案例，這些全部都會被診斷為「腸道功能失調」。可是，光是依賴藥物並沒有辦法解決便秘問題，不妨還是試著先靠自己的力量找回腸道原本的功能。這時候「畫圓按摩法」就能派上用場了。

方法是身體躺下來，以肚臍為中心壓揉腹部，然後順著肚臍的周圍以畫圓的方式按摩。這個方法在飯後2個小時再做，效果最好。剛吃飽的時候，由於血液都集中在腸胃進行消化吸收，這時候如果按摩會打亂腸道的平衡。空腹的時候揉壓肚子則會讓人噁心想吐，一定要避免。此外，孕婦跟腸道有問題的人也要避免

能改善腸道功能的「畫圓按摩法」

1 身體躺下，雙手放在以肚臍為中心的腹部兩側，雙手用力由上往下邊按邊揉。

2 兩腳稍微打開，在肚臍左右兩側和下方，用手指邊按摩邊畫出一個直徑10公分的圓形。

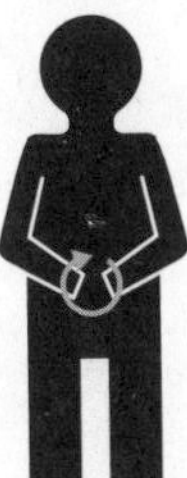

3 用手掌在下腹部邊按摩邊畫出一個直徑20公分的大圓。這個動作要持續1～2分鐘。

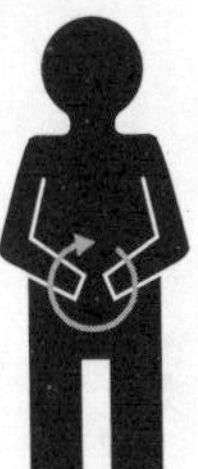

4 身體站起來，兩手在下腹部左右搓揉。

做這個動作。

按摩之前，可以先吃點優格或纖維質多的食物等可改善便秘的食材，效果會更好。

心靈健康小筆記

透過胸前十字伸展動作刺激女性荷爾蒙的分泌

身體在承受壓力的狀態下，胸椎（脊椎骨前胸部位）和頸椎（脖子部位）會出現歪斜，導致腦幹也跟著歪斜，使得女性荷爾蒙的分泌減少。所以平時最好做一些伸展動作，把重心放在胸口，雙手左右整個打開做伸展和畫圓的動作。

mental ni iikoto chou taizen

在穴道上貼米粒，手腳冰冷、暈眩、耳鳴立即獲得改善！

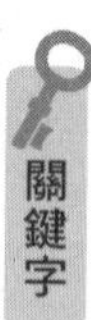

關鍵字

在穴道貼米粒

用貼米粒啟動身體功能的開關

在和肌肉有密切關係的穴道上貼上米粒，可以把穴道的功效發揮至極限。黏貼米粒的部位是關鍵，要貼在受到刺激後可以使關聯的肌肉獲得舒緩，變得更容易活動的運動點上。這麼一來身體就能恢復原本的功能，手腳冰冷、暈眩、耳鳴等各種不適症狀也能獲得改善。可以把黏貼米粒想像成是可以遙控患部的遙控器一樣的作用。

有更年期障礙的人可以貼在膝蓋內側，手腳冰冷的問題就貼在腳底第二跟第三腳趾的中間。如果有耳鳴和暈眩的症狀，可以選擇耳垂後方的凹陷處。這些部位通常都會感覺到僵硬或疼痛，所以黏貼的時候可以邊按壓邊確認位置。左右兩邊各貼一粒米，每天更換。什麼米都可以，比起種類，硬度和大小要挑選不會弄

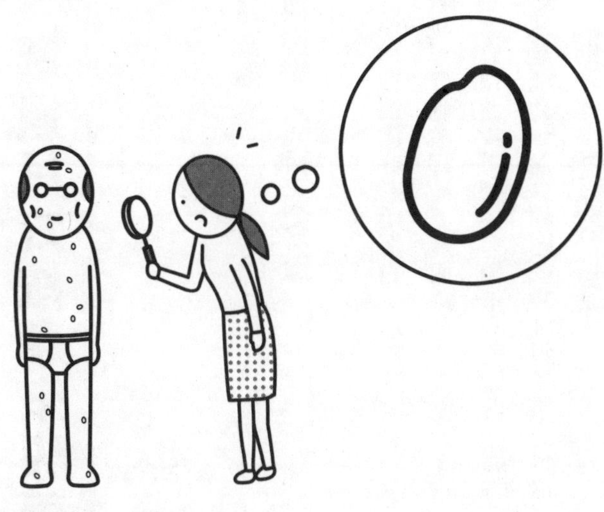

傷肌膚的才行。

如果想發揮更好的效果，貼好之後可以輕輕按壓米粒，並且動一動穴道周圍的關節，增加刺激穴道的作用。專注也有促進肌肉活化的效果。

心靈健康小筆記

背部也能按摩得到！用高爾夫球進行穴道按摩

高爾夫球非常適合用來按摩穴道。把高爾夫球放在地上，用腳踩住不停地來回滾動以刺激腳底。不僅如此，換成整個身體躺在高爾夫球上，能刺激腰部和背部等自己按摩不到的部位。家裡隨時備著一顆高爾夫球也不錯。

mental ni
iikoto
chou taizen

耳朵的穴道是「全身的縮影」，透過耳穴按摩來改善身體不適

關鍵字　耳穴按摩

方法簡單
效果卻驚人的耳朵穴道

以前曾經流行過所謂的「耳穴減重法」，也就是只要刺激耳朵上幾個特定的穴道，就能抑制食慾快速瘦下來。完全不必強迫自己痛苦運動或是節食，而且輕鬆就能做到。如此劃時代的減重方法，瞬間就引起熱潮。

其實不只是瘦身，耳朵可以說是「全身的縮影」，聚集了許多跟內臟器官和身體部位有關的穴道。東方醫學所重視的身體12條「經絡」（生命能量的通道），全部都有通過耳朵或其周邊，耳朵上的全部穴道竟然有110個之多。按摩耳穴的歷史非常久遠，甚至在兩千年前的中國醫學書上就有記載。下一頁就為各位介紹幾個能改善自律神經失調症狀的穴道，包括失眠、暈眩、心悸和喘不過氣、壓力造成的焦慮等。

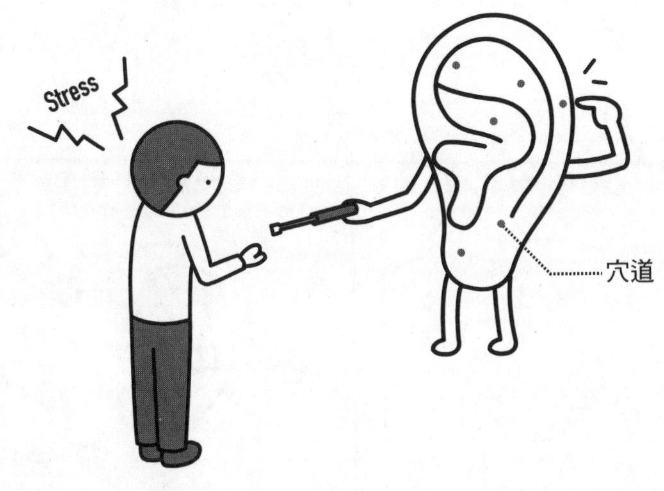

耳穴按摩最重要的是一定要用溫暖的手來按。手太冰會讓效果減半，可以兩手先互相搓一搓，等到手熱了之後再開始按摩。

心靈健康小筆記

耳朵穴道按摩會用得上的方便小物

按摩耳朵穴道除了用手以外，也可以使用沒有水的原子筆、牙籤頭、髮夾等工具。如果不知道穴道位置，可以稍微擴大範圍地按壓，找出會感覺到痛的部位就對了。

能立即見效的自我療法——耳穴按摩

改善暈眩的穴道

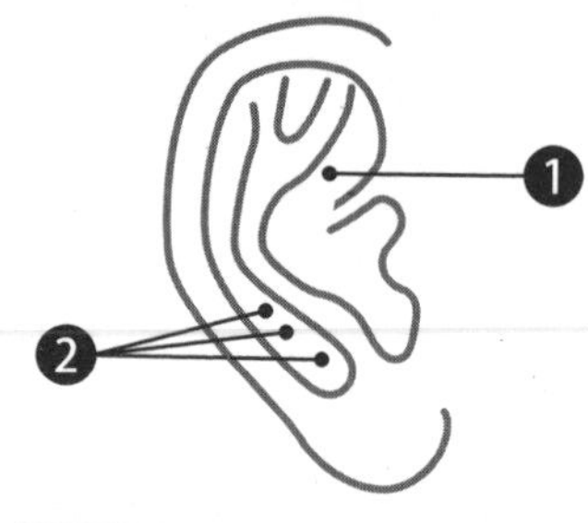

❶腎穴
耳朵上方Y形軟骨下的位置。
按摩方法
可以改善氣血循環和血流狀況。用食指指尖邊按邊揉，時間約1～2分鐘。

❷暈點穴、腦點穴、腦幹穴
耳垂上的小凸起處。
按摩方法
用食指和大拇指抓住這三個穴道分布的凸起部位，同時按壓三個穴道，時間約1～2分鐘。

改善失眠的穴道

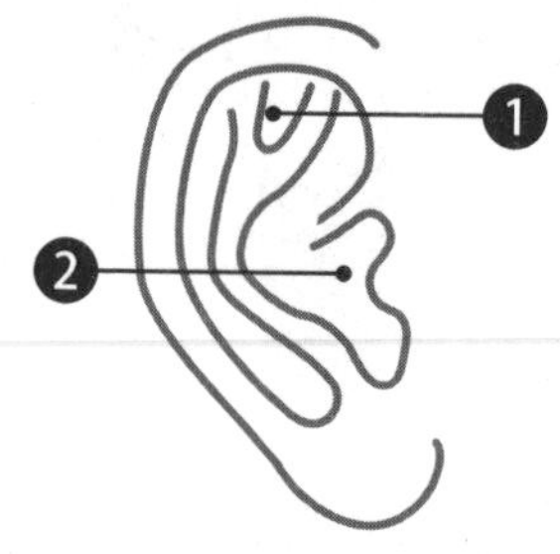

❶神門穴
耳朵上方Y形軟骨中間凹陷處。
按摩方法
以食指指尖用感覺舒服的力道邊按邊揉，時間約1～2分鐘。
具有改善暈眩、心悸和喘不過氣、焦慮等各種功效。

❷心穴
耳朵中間凹陷處。
按摩方法
以食指指尖用感覺舒服的力道邊按邊揉，時間約1～2分鐘。
對改善心悸和喘不過氣也很有效。

耳朵上布滿約110個穴道，關於自律神經失調的各種症狀，都能透過耳穴按摩來獲得改善。搭電車或工作到一半想轉換心情時，隨時隨地都能做，大家一定要試試看。

改善焦躁症狀的穴道

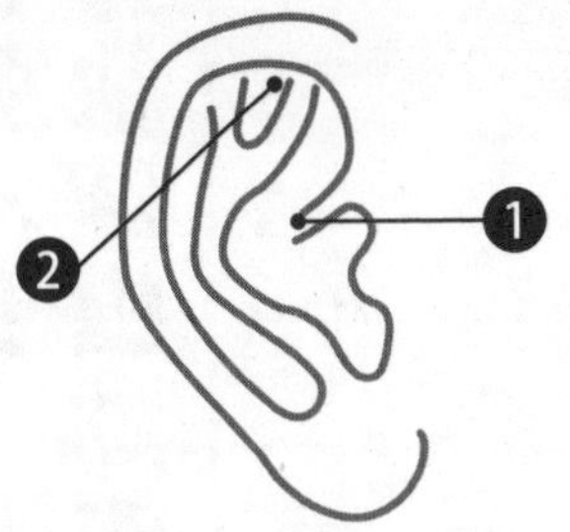

❶胃穴

耳朵凹陷處中間附近橫向肌肉（耳輪腳）的根部位置。

按摩方法

食指用感覺舒服的力道邊按邊揉，時間約1～2分鐘。

❷神門穴、交感穴

按摩方法

食指放在耳朵上方Y形軟骨中間凹陷處，指尖從神門穴往交感穴的方向邊按邊揉，時間約1～2分鐘。

改善心悸、喘不過氣症狀的穴道

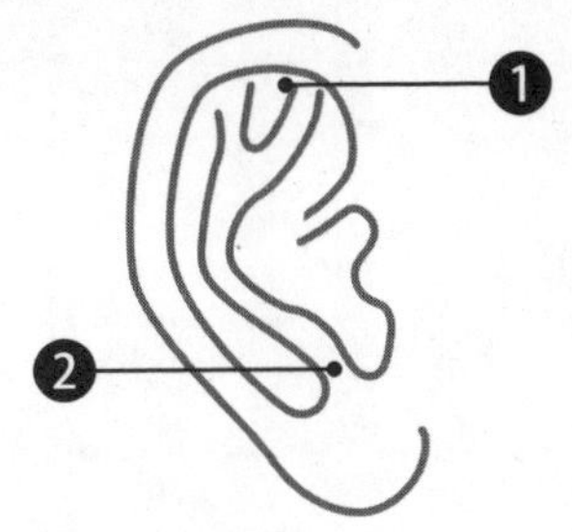

❶交感穴

耳朵上方Y形軟骨偏上、靠近臉頰的位置。

按摩方法

可同時按摩交感穴和神門穴。食指指尖從神門穴往交感穴的方向邊按邊揉，時間約1～2分鐘。

❷皮質下穴（內側）

耳垂上的軟骨內側。

按摩方法

食指和大拇指抓住穴道所在的凸起部位，從內側的穴道邊按邊揉，時間約1～2分鐘。

mental ni
iikoto
chou taizen

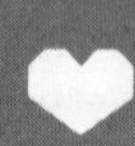

蹲廁所時按一按，促進排便順暢！
促進腸道快速蠕動的通便穴道

記住這幾個穴道 就能隨心所欲地控制便意

雖然知道自己便秘，可是就是沒有便意。這種時候不妨按摩一下有「經絡」（生命能量的通道）通過，能調整能量改善便秘問題的穴道。這幾個穴道都能自己按摩，所以可以在蹲廁所的時候嘗試看看。當然，除此之外平時就可以經常按摩，幫助打造健康的生活。

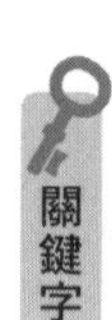

關鍵字　通便穴道

首先第一個是「合谷穴」。位於大拇指跟食指的手骨根部，從手背處按壓。特徵是按摩會非常疼痛。可以雙手交換按壓。

第二個是「三陰交穴」。位於內側腳踝往上4指寬、脛骨旁的位置。手抓住小腿，以大拇指的指腹按壓。第三個是「足三里穴」，位於膝蓋骨往下4指寬，脛骨外側的凹陷處。手抓住腿肚，以大拇指的指腹按壓。這兩個穴道都能調整腸胃功能，改善腹脹的問題。

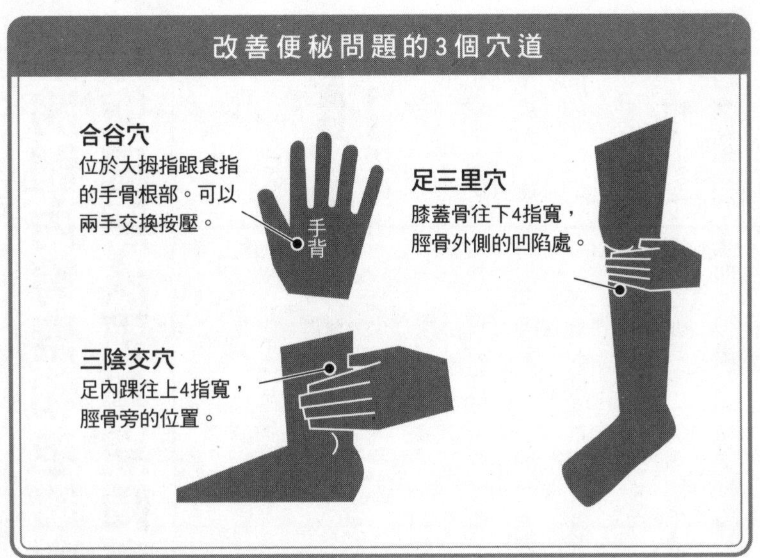

這幾個穴道一次大概按壓 3 分鐘就夠了。下回蹲廁所時如果覺得沒有排乾淨，務必要試按壓看看。

心靈健康小筆記

效果跟針灸一樣的暖暖包療法

暖暖包療法是把暖暖包貼在穴位上1～2週，藉此改善症狀。這種方法方便的地方在於穴道的位置不必找得太精準。要注意的是，暖暖包是貼在護膝或襪子、手套上，不是直接黏貼在肌膚上。

mental ni
iikoto
chou taizen

將體內毒素和老廢物質排出體外，徹底解決更年期障礙的「腳底黑娜排毒法」

關鍵字　腳底黑娜排毒法

在腳底抹上黑娜泥使體內毒素排出

黑娜（Henna）是一種源自印度的傳統療藥。這種植物原生於以印度為中心，從西亞到北非的廣大土地上，一般會將嫩葉取下乾燥後磨成粉使用。殺菌作用和抑制發炎的效果非常好，在阿育吠陀（印度傳統醫學）大多用來治療皮膚病和膿包、止血、燙傷等。將黑娜粉溶於水中，塗抹在腳底，就是「腳底黑娜排毒法」。

黑娜之所以對這些症狀有效果，是因為它具有排毒作用。因此，將有排毒作用的黑娜塗抹在腳底，讓成分透過肌膚被身體吸收，傳送到全身。另一方面，腳底也布滿跟生殖器和大腦、內臟等有關的穴道，所以可以在體內吸收了老廢物質和毒素的黑娜成分，就能透過穴道和尿液排出體外。除此之外腳底還有其他穴

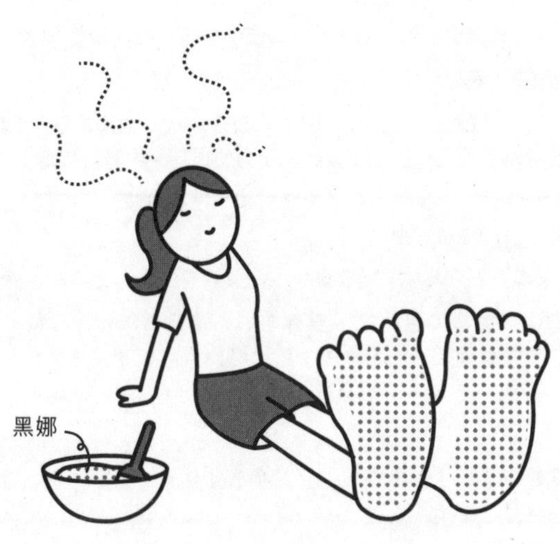

道，所以也有改善肝臟和脾臟不適、腰痛、耳鳴的效果。

腳底黑娜排毒法有時候會引起發癢、發燒等不適症狀。通常好發於體內累積大量毒素的人身上，稱為「好轉反應」。這種時候一定要先暫停使用黑娜，進一步觀察症狀的變化。

心靈健康小筆記

增加髮量和光澤！頭髮的救世主——黑娜粉

黑娜粉除了用來染髮之外，護髮效果也非常好。可以讓原本沒有彈性的細軟毛髮提升彈力，讓原本粗硬的頭髮變得柔順，讓原本毛燥的頭髮變得濕潤光滑。加上有修補頭髮蛋白質的作用，所以髮質也變好了。

參考文獻

《90%的病自己會好！》岡本裕

《安保 徹の免疫力を上げる45の方法》（暫譯：提升免疫力的45個方法）安保 徹

《歩くだけでウイルス感染に勝てる！》（暫譯：靠走路就能戰勝病毒）長尾和宏

《驚人的體溫健康法》石原結實

《仕事力を上げる「脱疲労」「脱ストレス」の技術 フィジカルエリートが実践する》（暫譯：所有健身高手都在做的擺脱疲勞和壓力的技巧）中野・詹姆士・修一

《結果を出す人がやっている ストレスを味方につける方法》（暫譯：成功的人都這麼做，跟壓力當朋友的方法）相場 聖

《職場うつからあなたを守る本》（暫譯：遠離職場憂鬱的心靈手冊）清治邦章

《人生が変わる！無意識の整え方—身体も心も運命もなぜかうまく動きだす30の 習慣》（暫譯：改變人生的潛意識：啟動健康身心與幸福命運的30個好習慣）前野隆司

《輕鬆駕馭壓力》凱莉・麥高尼格

《ストレス体質を卒業し「生きづらさ」を手放す法》（暫譯：擺脱壓力體質：跟「活得痛苦」説再見）加藤史子

《壓力，努力撐過就好嗎？該放鬆的也許不是身體，而是你的情緒》岡田尊司

《ストレスに負けない生活》（暫譯：不被壓力打倒的生活）熊野宏昭

《ストレスをすっきり消し去る71の技術》（暫譯：徹底擺脱壓力的71個技巧）加藤史子

《自律神経を整える。ストレスに勝つ！》（暫譯：改善自律神經，戰勝壓力）小林弘幸

《疲れない脳をつくる生活習慣—働く人のためのマインドフルネス講座》（暫譯：用生活習慣打造不會累的大腦：上班族的正念講座）石川善樹

《脳からストレスをスッキリ消す事典》（暫譯：把壓力完全趕出大腦）有田秀穂

《なぜか免疫力が高い人の生活習慣》（暫譯：免疫力就是好的人都有的生活習慣）石原結實

《それでは実際、なにをやれば 免疫力があがるの？》（暫譯：到底怎麼做免疫力才會好？）飯沼一茂

《読むだけで自律神経が整う100のコツ 決定版》（暫譯：100個看完就能辦到的改善自律神經秘訣）

《医者が教える免疫力を上げる食事術》（暫譯：醫生親授提升免疫力的飲食技巧）

《大人の免疫学常識》（暫譯：大人的免疫常識）Tokio Knowledge

《免疫力を上げる名医のワザ》（暫譯：名醫們提升免疫力的秘訣）奥村康審訂

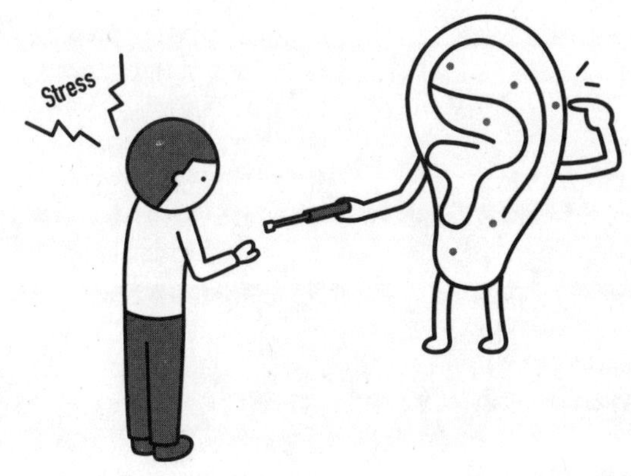

STAFF

封面設計　森田千秋、市川しなの（G.B. Design House）
排版設計　くぬぎ太郎（TAROWORKS）
寫作協助　赤木まり、阿部えり、稲 佐知子、高山玲子
插　　圖　大野文彰（大野デザイン事務所）

心靈整頓終極大全

1小時快速掌握改善自律神經、徹底消除壓力的秘訣！

メンタルにいいこと超大全

心靈整頓終極大全/Tokio Knowledge作；賴郁婷譯. -- 初版. -- 臺北市：春天出版國際文化有限公司, 2022.08
面； 公分. -- (Better ; 33)
譯自：メンタルにいいこと超大全
ISBN 978-957-741-571-4(平裝)

1.CST: 健康法 2.CST: 壓力 3.CST: 自主神經

411.1 111011525

Better 33

作　者◎Tokio Knowledge
譯　者◎賴郁婷
總 編 輯◎莊宜勳
主　編◎鍾靈
出 版 者◎春天出版國際文化有限公司
地　址◎台北市大安區忠孝東路4段303號4樓之1
電　話◎02-7733-4070
傳　真◎02-7733-4069
E－mail◎frank.spring@msa.hinet.net
網　址◎http://www.bookspring.com.tw
部 落 格◎http://blog.pixnet.net/bookspring
郵政帳號◎19705538
戶　名◎春天出版國際文化有限公司
法律顧問◎蕭顯忠律師事務所
出版日期◎二〇二二年八月初版
定　價◎420元

總 經 銷◎楨德圖書事業有限公司
地　址◎新北市新店區中興路2段196號8樓
電　話◎02-8919-3186
傳　真◎02-8914-5524
香港總代理◎一代匯集
地　址◎九龍旺角塘尾道64號 龍駒企業大廈10 B&D室
電　話◎852-2783-8102
傳　真◎852-2396-0050

ISBN 978-957-741-571-4